CIEN AÑOS DE SOCIALIZACIÓN

(Recuerdos del siglo XX)

Miguel López-Franco Pérez

CIEN AÑOS DE SOCIALIZACIÓN: recuerdos

©**Copyright de la obra:** Miguel López-Franco Pérez
©**Portada:** María López-Franco Jiménez
©**Registro de la propiedad intelectual**
10/2019/476
ISBN: 13 9788409349180 / 10 8409349183

A Maribel, Isabel, Elena, Ana, María y MaríaTeresa

ÍNDICE

Yo no sé muchas cosas, es verdad.
Digo tan sólo lo que he visto.
Y he visto:
Que la cuna del hombre la mecen los cuentos…
Que los gritos de angustia del hombre los ahogan con cuentos…
Que el llanto del hombre lo taponan con cuentos…
Que los huesos del hombre los entierran con cuentos…

León Felipe

Desde que nacemos caminamos hacia la muerte perdiendo juventud. Engañoso canje, cuento larvado, constante, del que solo nos damos cuenta a partir de haber cumplido cierta cantidad de años; o cuando los compañeros en el viaje empiezan a incluirte en ese grupo de personas a las que unos toleran y otros contemplan; que son los de mayor edad. Un espacio anómalo, inconcreto, siempre relacionado con el aspecto corporal, con el tiempo transcurrido por el que todos, poco a poco, vamos pasando… ¡Estas muy bien para tu edad!... ¡Súbitamente! Te han hecho viejo. Has pasado por la vida. Para todo… para todos. Unos, los que nacieron acompañándote porque no admiten que seas una excepción, que escapes del grupo, que te salgas de los parámetros sociales que dicen que eres viejo; los demás, porque quieren borrar un estorbo en su lucha por hacerse hueco en la vida...buscan crear espacios libres… ocupar tus espacios.

Cuando dejas de aprender es cuando comienza la vejez. Rápidamente con la falta de actividad intelectual desaparecen lo demás atributos que la vida, graciosamente, buscó incrustar en tu cuerpo y la sociedad te quiere retirar acompasando tu vivir.

Aprender es un regalo de la naturaleza, una gatera de huida de ese envejecimiento que al ser humano le han dado con magnanimidad junto a la disposición mental, que es máxima en el recién nacido, para que la moldee, utilice y desarrolle. No van acompañarle más talentos. En el continuo uso que haga, o le dejen hacer, de ese raciocinio posterior reside su vida… ¡Qué bien tienes la cabeza para la edad que tienes¡

1.- Los orígenes

Pensaba no contarlo, que no sería importante, que la enajenación colectiva que había acompañado el siglo que terminaba mejor debería ser respondida con el olvido. He oído que los hombres que olvidan su historia están condenados a repetirla y veo moverse en España los vientos que insinúan el rebrote del huracán que invadió Europa durante un siglo. Todavía afecta a muchos lugares del mundo. Es preferible recordar a repetir errores. Suele decirse que somos lo que recordamos. La vida va dejando capas en nuestra memoria creando la gran masa de recuerdos que llevamos de la que constantemente echamos mano. Si desaparecen los recuerdos el hombre muere. Recordar es recrear la vida. Es también un acto de justicia suprema. Revivir las situaciones que la hicieron placentera o la enturbiaron y rebajaron su calidad. *"Pero siendo mi intención escribir algo útil para quien lo lea, me ha parecido más conveniente buscar la verdadera realidad de las cosas que la simple imaginación de las mismas"* (Nicolás Maquiavelo)

Comenzaba a correr el siglo XX cuando un folleto, de apenas 50 páginas, se estaba convirtiendo en la publicación más leída de toda la literatura del momento: el "Manifiesto comunista". El alemán Carlos Marx lo había publicado, con la ayuda económica de su amigo Federico Engel, justo en el momento social más apropiado para favorecer su difusión: una crisis económica que afectaba todos los resortes de la vida europea. Años de hambre a los que la vida se aproxima en acordeón, de vez en cuando, desde que existe Historia; y de vez en cuando aparece un visionario que balanceándose en sus olas las aprovecha para iniciar su reforma haciendo camino hacia la inmortalidad. No era la primera vez que ocurría. Lutero, monje agustino, colgó en la puerta de la Iglesia de Wittenberg unas hojas con 95 proclamas en contra del proceder de la Iglesia católica y creó el protestantismo. Alteran o modifican el curso de la Historia pero no cambian a las personas, su comportamiento, su actitud social: la corrupción, la avaricia, la barbarie, la explotación del hombre por el hombre, el intentar vivir del trabajo realizado por otro, fueron anteriores; siguen siendo una constante universal después de Lutero y lo seguirán siendo después de Marx. La importancia de los acontecimientos suele residir en la oportunidad de su aparición y ésos fueron una de ellas.

Desde los tiempos en que los romanos dominaban este mundo hasta la actualidad, intentar dominar al adversario ha utilizado siempre la blasfemia, la mentira, las medias verdades como armas arrojadizas. Hechos reales, corruptos, deshonestos, criminales, que se delimitan o hiperbolizan y amplifican al tiempo que se ocultan las circunstancias acompañantes, a veces atenuadoras, o se multiplica su ocurrencia intencionadamente falseando la verdad hasta alcanzar el paroxismo social, el rechazo en un amplio sector de la sociedad que limita su fundamento intelectual en la leyenda negra creada. El prejuicio, o la difamación hacen de caldo de cultivo, de estabilización o de difusión, no importando la cantidad de verdad que puedan contener. Es una creciente tela de araña que ha envuelto al mundo, según los historiadores aceleradamente, desde los tiempos de Guillermo de Orange, hace 500 años, hasta nuestros días.

Un fantasma recorre Europa. El fantasma del comunismo. Se ha dicho desde hace un siglo. Con el objetivo puesto en abolir la competencia y la propiedad privada a las que se había prejuzgado, denigrado y tomado como eje de todos los males que la sociedad padecía, con la intensidad suficiente como para crear el ambiente de rechazo apropiado, entró en la Historia el comunismo; fascinando mentes muy desarrolladas de todas las ramas de la cultura: literatos, pintores, filósofos, científicos subieron al carro del comunismo y algunos todavía no han bajado. Solamente se puede encontrar una explicación a ésta persistencia recurriendo a los Pecados Capitales que atesora el ser humano. Sus vientos han ido cambiando de forma, de apariencia, han perdido fuerza en alguna zona europea y reactivada en otras latitudes. Ha ido cambiando de apariencia, trasladado de lugar y de forma: del comunismo pasó al socialismo, o del socialismo incipiente pasó al comunismo para volver retocado en socialismo, en nacional-socialismo, o en social-democracia. Cambios que han perseguido únicamente la persistencia o la ganancia del poder, acomodándose a las circunstancias, no intentando favorecer la natural posición del hombre en el mundo: lograr parcelas de libertad que lo aseguren como rey de la Creación. Sin la libertad individual nunca hubiera pasado de ser esclavo. No se ha movido el comunismo de sus dos pies motrices: eliminar al individuo como base de la Creación y eliminar o tutelar la propiedad privada.

Entre las virtudes originales del comunismo ha estado ignorar lo que suponía su total contradicción. Desde que alguien introdujo en la mente de algún tipo de homínido los mecanismos que le han estereotipado como "sapiens" lleva aparejado los virus del vivir lo mejor posible realizando el menor esfuerzo. Lo que se opone frontalmente a la eliminación de las clases sociales y de la propiedad privada; base ideológica del comunismo. La avaricia, la envidia, la admiración desmedida, la vanidad, desgranarán la respuesta individual, local, nacional, su tamaño, su repercusión social. Dice La Biblia que Dios en la Creación del Universo, dio en el Paraíso Terrenal, la oportunidad de suprimir esa condena al primer hombre y éste la despreció, comió el único fruto que el Creador le había prohibido de todos los que allí había puesto. Lo condenó, (a él y a toda la humanidad), a ganar el pan con el sudor de su frente. El ser humano continúa buscando, desde entonces, una forma de esquivar esa condena…Y muchos la encuentran.

Desde siglos atrás, el Reino de Aragón había venido reduciéndose. Al comenzar el XX ya llevaba muchos años limitado a tres provincias: Huesca, Zaragoza y Teruel. A unos 70 Km de Teruel yendo hacia el noroeste, en plena sierra de sus montes, a unos 900 m de altitud que le confieren las temperaturas más bajas de la Nación durante muchos días invernales, se encuentra Calamocha. Su economía siempre ha dependido de la ganadería y de la agricultura, es decir, salvo excepciones, sus habitantes siempre en los límites de la pobreza. Allí el veterinario oficial, titular en los comienzos del siglo XX, era mi abuelo: Miguel López Lucia. Veterinario Titular de Calamocha y de una serie de pueblos más pequeños, anejos, a los que debía prestar sus servicios obligatoriamente. Vivía en una casa unifamiliar con amplio patio, despacho, cocina y en la planta superior estaban los dormitorios. La cuadra se disimulaba tras las paredes posteriores de la casa. Toda ella situada a unos 20 metros de la orilla del rio Jiloca e inmediatamente después de descender el Puente Romano peatonal que sobre él pasa en ese trayecto. Hoy monumento histórico.

Cada día ensillaba su caballo y partía a la visita veterinaria en los pueblos anejos, de algunos de los cuales solo queda el testimonio de sus piedras residuales. Mi abuela quedaba en la casa al cuidado de ella, a las labores del hogar, de los avisos profesionales que pudieran surgir y de los hijos, a los que algunos días decía al comenzar la mañana ¡echar algunos reteles al río mientras estáis jugando para añadir cangrejos al arroz que voy a hacer para comer! Como el Jiloca era enormemente cangrejero no fallaban nunca en la paella.

Cuando los hijos pasaban por esa feliz infancia Henry Ford popularizo el automóvil dando los primeros signos de lo que sería la era industrial y el consumismo. Poco tiempo después mi abuelo había cambiado su caballo por uno de esos automóviles Ford T, al que cada mañana debía levantar con un gato una de sus ruedas traseras, antes de impulsar el manubrio que, accionado desde la parte frontal, iniciaba el arranque del motor. El coche duro muchos años más que la vida de mi abuelo, pues murió por una hemorragia gástrica provocada por una úlcera cuando no se conocían las posibilidades de hacer una transfusión sanguínea. Mi padre en aquellos días estudiaba medicina y mi tío veterinaria en la Universidad de Zaragoza.

En la carretera que une la ciudad de Zaragoza con Calamocha, unos 4 km antes de alcanzar la población ha existido, hasta hace unos años, una extensa y hermosa finca: el Salobral, que era propiedad de los herederos del Sr. Conde Ramón de Pignatelli: Grande de España y príncipe del Sacro Imperio Romano Germánico; además construyó (impulsó) el Canal Imperial de Aragón; arteria navegable de más de 100km que elevó el nivel de vida de los aragoneses.

En esa finca, desde los tiempos primeros, el Sr. Conde había tenido la preocupación de mantener o regenerar puras razas de animales: caballos, perros, gallos, gallinas, conejos... Costumbre que los herederos conservaban más de un siglo después. El veterinario que cuidaba ahora la sanidad animal era mi abuelo.

La gran casa que había edificado Ramón de Pignatelli, estaba encima de un puente sobre el rio Jiloca, alcanzando a ella la vista desde la carretera principal. Ahora vivían los herederos. Para unos lugareños, el Sr. Conde; para otros Los Pignatelli: viuda y tres hijos: dos varones: Procopio, Ramón y una mujer Pilar. El más parecido físicamente con su antecesor, el inicial Sr. Conde, era Procopio según las pinturas que cuelgan en los museos. Conservaban los títulos nobiliarios, españoles e italianos, y el abolengo culto, personal, pulido de afectación neófita repudiable, que el paso de los años suele depositar en grandes áreas de la nobleza. La hermana mayor en una de sus visitas a familiares italianos conoció alguien de la nobleza italiana, se caso con él y desapareció de España.

De la relación profesional, familiar, nació la amistad entre los hijos, que en mi padre se singularizó con

Procopio, de edad superponible a la de mi padre. Duró todas sus vidas.

Llegados a ésta época, las visitas o invitaciones a conocer la finca eran escasas: por compromisos ineludibles debidos a antiguas amistades familiares o por recientes conocimientos. Una de esas circunstancias se dio con un importante personaje, caíd moro, al que debía impresionar la recepción. Procopio se desplazó a Madrid a una agencia de teatro, contrató una orquesta y una docena de comparsas-artistas, los vistió de guardias civiles y colocándolos firmes, distanciados equidistantes uno de otro, a ambos lados del camino de entrada desde la carretera a la puerta de la casa donde tocaba la orquesta, montó una recepción fantástica que impresionó al invitado.

No recuerdo si fue éste u otro invitado el que contactó allí con mi abuelo, pero guardo una escopeta espingarda mora que le regaló alguno de esos caíd visitantes. Se cargaba retacando pólvora y munición a través del caño y lleva grabados en plata los escudos de armas del obsequiante. Mi abuelo la envió a la fábrica de armas de Éibar (Guipúzcoa) donde la transformaron, fantásticamente, en arma de fuego central

2.-¿Qué estaba ocurriendo en Europa?

Las corrientes socialistas que se estaban formando, agrupando o separando conforme a lograr su principal obsesión: el poder, se pusieron de acuerdo un rato y nombraron a Lenin como jefe (1926). Ahí comenzaba "la dictadura democrática revolucionaria de los obreros y campesinos"; con la fundación anterior del primer estado comunista del mundo. Unos años antes (1917) se había iniciado una nueva fase de la Historia Universal, pero no era la primera vez, que un partido utilizaba el engaño en su reseña histórica fundacional con finalidad exclusiva de conseguir y diferenciar el poder. Ampliado hacia el mundo se intensificó <surgido de campesinos y proletarios> y pusieron sordinas a que sus dirigentes eran intelectuales, universitarios la mayoría, ignorantes de cualquier esfuerzo físico laboral, industrial o agrícola. Han conseguido que la Historia mantenga esa tergiversación y el engaño junto al de su referencia al adjetivo democrática.

A los diez años de esa revolución comenzaban a notarse los desajustes económicos y sociales que provocaba el comunismo. El obrero había pasado a ser propietario simbólico de la empresa pero quien verdaderamente mandaba era el Estado. El patrón reducido a trabajos subalternos, los obreros habían adquirido competencias de los patronos, el control de las compras y de las ventas. La rígida disciplina; los delegados empresariales elegidos por los trabajadores junto a los delegados sindicales. El nuevo régimen había ayudado a la emancipación social y sexual de la mujer, se garantizaba la jubilación y la enfermedad. Un largo etcétera de cambios funcionales que enmascaraban la destrucción de la persona. La despersonalización del individuo. El individuo pasó a ser del Estado fundamento de la ideología comunista. Hicieron creer al pueblo que se había efectuado una auténtica revolución. Sentimiento que ayudaba a soportar las privaciones que implicaba: escasez de bienes de consumo, de libertades individuales, abusos del poder, la falta de estímulos laborales. Comenzaron a resurgir las luchas de clases, el deseo de propiedad privada, y la represión para imponer, por la fuerza, lo que empezaba a desecharse voluntariamente: el comunismo. Y llegaron los campos de trabajo, el Gulag, las sangrientas y millonarias purgas traídas por su sucesor: Stalin.

Mucha gente cree todavía, un siglo después, que el comunismo ha roto las cadenas de la opresión capitalista, que el paraíso socialista guiará a los pueblos del mundo hacia la libertad. Una libertad que no existió nunca en aquellos países que sucumbieron al comunismo y se mediatiza bajo mil formas en los sucesivos pasos desde el comunismo al socialismo. No se preguntan ¿Qué libertad? ¿La mía o la del Estado? Sólo oyen: Yo poseo la verdad. ¿Estás conmigo o estás contra mí?

3.-La Guerra Civil

Falsificando el resultado de las elecciones generales ocurridas en 1934; creando un creciente malestar social anterior y posterior: atentados, huelgas, matanzas en el clero, saqueos, incendios, destrucciones, palizas, detenciones arbitrarias, robos, asaltos que intentaban repetir los mismos programas de actuación revolucionaria utilizados exitosamente en Rusia, habían llegado a formar un gobierno del que ahora solo se quiere recordar su bandera; olvidando las circunstancias de su llegada y sus actuaciones.

Se auguraba un nuevo enfrentamiento bélico. Junto con algunos compañeros, mi padre decidió acortar los tiempos docentes y en 4 años hicieron los 6 que duraban los estudios de Licenciado en Medicina y Cirugía. Vino la guerra. Lo movilizaron las tropas nacionales como teniente médico de caballería. Pasó los tres años de su duración recorriendo frentes de guerra: Bilbao, El Ebro, Teruel, Belchite...

En los montes de Albarracín, en medio de sus frondosísimos pinares fueron copados por tropas del ejército republicano, los tuvieron durante más de quince días cercados hasta que acudieron a liberarlos las tropas nacionales. Dormían sobre la nieve y los víveres escasearon, racionándose una lata de sardinas cada día para cada dos personas; y las setas, muy abundantes en esos montes, que pudieran recogerse por la tropa. Cada día después de los Santos Oficios el coronel Cutoli exclamaba:

¡Ahora a desayunar setas¡ ¡¡médico¡!- ¿ha hecho la prueba del pesetón?

Las setas recogidas el día anterior se cocían antes de la misa del día siguiente, y si al introducir un pesetón (peseta de plata) en el balde de cocción no cambiaba de color quería decir que no contenía setas venenosas. En pocos días mi padre notó que el cura rechazaba la oferta de un plato de setas a la hora del desayuno pero lo comía copioso al mediodía preguntando antes ¿Han sobrado setas esta mañana? Así es que mi padre dispuso, hacer el primer reparto de las setas cocidas por las mañanas a la hora de la comida y en el desayuno las sobrantes del día anterior. Cuando Cutoli le preguntaba:

¿Ha hecho la prueba del pesetón?,

-Sí, señor, añadiendo: ¡y la del cura!

¿En qué consiste esa nueva prueba?

¡Ya lo sabrá¡

Terminó la guerra y volvió a su casa, a su desvencijada casa, a su consulta médica en Calamocha, a su familia, a sus amigos. El Salobral estaba destrozado. Su economía, como la de toda la región, también. Las herencias nobiliarias, españolas o italianas que de vez en cuando aparecían en la casa de los Pignatelli, habían desaparecido. Se reanudaron los contactos con Procopio. Acudía a la casa de mi padre de vez en cuando y casi siempre durante su visita decía: ¡Eugenia!, que era el nombre de mi abuela, ¿Qué tienes para comer?… ¡bien!, me quedo. A mi abuela este proceder le irritaba ¡siempre me lo decía cuando ya tenía el puchero puesto¡

Había que buscar algo con más perspectiva profesional y llegaron las oposiciones. El ejército del aire era el embrión de lo que ha sido después; un cuerpo del ejército. Una de las primeras oposiciones que convocaron fue para formar sus cuerpos propios. Ingresó en la Academia General del Aire en San Javier (Murcia) para salir como teniente médico, ahora, del ejército de aire. Tuvo el primer destino militar en Monflorite (Huesca). Era un campo de aterrizaje situado a unos 10 Km al sureste de la ciudad de Huesca, que durante la Guerra Civil utilizó el ejército nacional; se quería mejorar y ampliar. Hoy se ha convertido en un pequeño aeropuerto turístico. Su misión: organizar el botiquín y el servicio de urgencias. A su inauguración acudió el recién nombrado Ministro del Ejército González Gallarza quien lo felicitó.

No sé si por ese motivo o por otro, resultó que la alegría con su destino, próximo a su casa aragonesa, se vio alterada por un nuevo destino que recibió a los pocos días de su contacto con el Sr. ministro: las islas Canarias; donde en la isla Gran Canaria existía una base de hidroaviones: Gando, a la que lo destinaron con la misma misión que le habían pedido en el anterior destino, además el control sanitario de todos las barcos que llegaban al puerto. La base aérea es ahora otro aeropuerto turístico. Volvió a ocurrir lo mismo; desde Gando fue enviado al aeropuerto del Prat de Llobregat en Barcelona; únicamente con las funciones propias de su cargo militar. Desde allí, por fin, a Zaragoza. Confiada y frustrada ilusión pues a los pocos años de estar en Zaragoza, ya con el cargo de capitán, recibe un nuevo traslado: volvía a la escuela del Aire en San Javier (Murcia). Allí recibió otro nuevo traslado al que respondió personándose en el despacho del jefe al mando militar de la Academia: Paternina:

-¡Renuncio¡.- ¡Me voy¡.- ¡No aguanto más cambios¡

-¡No-lo admito¡¡Piénsalo¡

-¡Pues, yo me voy¡

-Voy a dejar en el cajón de esta mesa tu solicitud unos días antes de tramitarla; tomas unos días de vacaciones, vuelves y hablamos.

Esa vuelta tardó quince años. En esos días el general Paternina fue trasladado a Madrid y la solicitud de baja quedó en el cajón hasta que destinaron al General Jurídico Buitrón a Zaragoza, quien al tomar conciencia del nuevo puesto indaga en la situación de mi padre. Habían sido compañeros durante su estancia, como alumnos, en la escuela del Aire de San Javier y detecta que no había sido anulado en las listas del Ejército del Aire:

-¡Vente por aquí; a ver como arreglamos este lío tuyo¡

Se arregló.

Había pasado un año desde que terminó la guerra cuando en uno de esos vaivenes militares mi padre tuvo tiempo para casarse: un año después nací yo. Mi madre, Joaquina Pérez Ezquerra había nacido, y vivía, en Erla con sus padres, a 60 Km de Zaragoza. Su casa, era una construcción medianamente opulenta de finales del siglo anterior que hacía chaflán en una plaza dando amplias vistas al entorno. Su patio de entrada, empedrado, conducía a una escalera por la que se subía a un rellano que comunicaba a su derecha con una amplísima cocina-recocina- despensa, y hacia su izquierda con el salón comedor, del que a su vez hacia su mano derecha se daba acceso a dos dormitorios con alcoba precedente en cada uno y con una sala común a ambas alcobas muy amplia por la que se pasaba a una galería sobre-elevada en el corral. En el lado izquierdo del salón, por otra puerta, se entraba en otra alcoba-dormitorio similar a las del lado derecho. En su piso superior había seis dormitorios y por encima de ellos, bajo tejado, otra planta que algunas veces hacía de granero y siempre de almacén. Hacia la izquierda del patio de entrada, por otra puerta se penetraba indirectamente en la tienda que era un amplio local con tres secciones donde se vendía de todo. Al final del patio, otra puerta comunicaba con la cuadra y en el suelo lateral derecho una rampa abría un escalera hacia su subsuelo donde su encontraba la bodega.

Mi abuela materna falleció a causa de una hemorragia producida por un mioma uterino cuando las posibilidades de una transfusión sanguínea comenzaban a ser conocidas. Se acabaron los donantes de sangre antes de que cesara la hemorragia. Tenían dos empleados: Justo y Aurora, matrimonio que se encargaba de todas las faenas domésticas. Justo, fundamentalmente de mantener llenas de agua las tres tinajas de 100 litros cada una que suministraban el agua a toda la vivienda, En los días de faena en los campos agrícolas, llevar a los jornaleros el almuerzo y la comida, los días que tocaba faenar en los campos del abuelo. Ponía Justo encima de la burra un aparejo de cuatro cestos hechos con caña en los que introducía cuatro cantaros de 20-25 litros cada uno. Más veces en verano que en invierno, cada día recogía el agua en la fuente del pueblo y la llevaba a casa. Los años que yo viví allí encima de ese aparejo, a horcajadas entre los cuatro cántaros, iba yo.

El repetido cambio de destinos militares y la postguerra habían hecho considerar más adecuado el retorno de mi madre, y su hijo, a la casa de sus padres.

Pronto pudo más la atracción de hacer una nueva oposición. Cambió el ejército del aire por la Beneficencia Municipal, tras aprobar la oposición a ese cuerpo asistencial. A su centro hospitalario, Casa de Socorro, al atardecer, mi madre acudía llevándome. Yo correteaba por los pasillos de la planta baja, o por la gran explanada que había delante de su puerta principal por la que apenas pasaban coches; porque no había tantos en Zaragoza como para ver alguno frecuentemente

Comenzó mi escolarización. Decidieron llevarme al colegio de Los PP Agustinos. No recuerdo si aprendí algo más que a leer. Mi abuelo materno, que me llevaba y volvía a casa recorría el trayecto con sucesivas preguntas: ¿2+2?, ¿4+6?, ¿5+4?; que yo debía contestar. Me daba cierta ventaja en clase. Al cabo de dos años mi padre acudió un día al colegio. ¡No sabe nada de nada! Me lo llevo. Recurrió a una familia jubilada compuesta por tres hermanas maestras y un cura: los Yagües. Encontré el afecto y el cariño que necesitaba para recuperar el conocimiento que decían no había adquirido. Al reingresar en el nuevo curso, tras casi un año asistiendo a la casa de la familia Yagüe, que entonces se llamaba de ingreso en el bachillerato, (esta vez en otro colegio religioso: La Salle) yo ya estaba encima del nivel docente de mis compañeros. La nota de final de curso fue sobresaliente. Trofeo útil los años siguientes, pues mermaba algo la consideración de las notas, que bajaban escalonadamente, año tras año. En el nuevo colegio regentado por una congregación religiosa francesa venida a España primaba el eslogan "la letra con sangre entra" que cumplían con fervor. Guarda mi cara más recuerdos de sus tortazos que la mente de sus enseñanzas.

En el segundo o tercer curso del bachillerato se incorporaron al curso dos hermanos, hijos del general director de la Academia General Militar a los que cada día traía y volvía un coche verde-oliva del ejército, conducido por soldados. Un amigo mío y yo entablamos amistad con ellos singularmente, ampliando nuestra relación al pasar las mañanas de los domingos en la Academia General Militar. Un gozo supremo: poder recorrer, jugar, ver casi todo, debido a tan respetada compañía. Subíamos a la Academia, mi amigo y yo, en un tranvía que llevaba, o traía, cada media hora; pero un día se marchó el tranvía antes de nuestra llegada a cogerlo lo que nos retrasó la llegada a casa más de media hora sobre la hora prevista. Sin mediar pregunta alguna, una tremenda paliza cayó sobre mi cuerpo hasta que mi madre pudo aislarme diciendo ¡¡ lo vas a matar!! Era la primera paliza pero no sería la última. Terminaron los viajes a la Academia General Militar.

Durante los años que el general Franco designaba los derroteros de España la mayor dificultad para poder elegir colegio donde fomentar la educación de los hijos estaba en la disposición económica individual para afrontar los recibos escolares que, generalmente, impartían las órdenes religiosas. En ellas, el título de profesor aparecía esporádicamente, de la noche a la mañana, según las necesidades docentes del regentado colegio.

La enseñanza pública, gratuita o casi gratuita, la impartían catedráticos por oposición estatal con un nivel medio de formación docente más elevado que su nivel de adscripción política; aunque ésta tuviera un alto tributo en el currículum. En todos ellos, públicos o privados, el número de alumnos en cada clase estaba regulado con manga ancha, y el número de clases por curso lo decidía la dirección de los centros. Los centros apuntaban ese número de clases que tenían para cada curso en función de las posibilidades de "llenarlas" de alumnos. Existían de esa forma, grandes posibilidades de poder acudir a la enseñanza en el centro, público o privado, que libremente decidían los padres de los escolares. Otra cosa era lo que se enseñaba; pero esto ya no preocupaba a la población. No por destilación de una dictadura impuesta tras una guerra civil sino porque esa imposición, lo que debía aprender la juventud, ya venía imponiéndose durante las regencias o durante las repúblicas. Discrepar de ello siempre ha estado mal visto: con dictadura, república o regencia.

Su única dificultad visible era el dinero. Oprobiosa barrera social que la silente oposición atribuía a la complacencia del gobierno con la Iglesia.

Lo escolares de aquella época empezamos a fijar esa discriminación monetaria, exclusivamente, con la dictadura; porque los ocultos canales de propaganda ya estaban haciendo su labor difusora. Llegada *la democracia* entre las múltiples condiciones que los socialistas impusieron a esa Institución, antes de restaurarles la capacidad docente y la concertación con el Estado estaba la acomodación de los libros y asignaturas que ellos iban a imponer, y han seguido imponiendo desde el Estado, durante los 35 años de sus gobiernos. Ahora es signo de igualdad y preocupación social.

Las asignaturas de cada curso, obligatorias tanto en la enseñanza pública como en la privada, las sigue decidiendo el Estado; asegurando el nivel de su conocimiento con exámenes estatales (las antiguas reválidas). Era, en aquél entonces, otro signo de la dictadura.

La potestad de los padres sobre la educación de sus hijos pudiendo elegir entre colegios o institutos según sus posibilidades económicas (la universidad era más barata que el coste de un colegio privado) o la formación profesional o el acceso libre a ellas con posible derecho a exámenes finales no eran entonces signos de libertad y preocupación social sino de desinterés del Estado por el cuidado de la juventud.

Un tío mío Ricardo Pérez Ezquerra había abierto una farmacia, en un medio rural: Utebo, muy próximo a Zaragoza, donde trabajaba ininterrumpidamente. Vivía en el piso situado encima de la farmacia y los vecinos no miraban si era horario comercial o no; simplemente, cuando no encontraban abierta la puerta de la farmacia tocaban el timbre de la vivienda y si les contestaba solicitaban el favor de ser atendidos. Era una relación de convivencia en la que no tomaban parte normas estatales ni sindicatos, y todos, vecinos y farmacéutico, se respetaban y llevaban muy bien. Quizá por no haber más norma de relación que las condiciones humanas. Tenía una gran rebotica cuyas paredes estaban cubiertas de estanterías y, en ellas, infinidad de voluminosos tarros de loza con inscripciones en verde y oro que denotaban su contenido: menta, caolín, opio, belladona, bismuto, valeriana… todas las materias primas necesarias para preparar ungüentos, pomadas, píldoras o jarabes. No eran adornos, sino la labor diaria del farmacéutico, interrumpida, o acompañada a diario, por las reuniones amicales que en su rebotica se celebraban.

En esos años reaparecieron en Zaragoza Procopio y su hermano. Ya no vivían en El Salobral; destruido, desvencijado, por el odio que explosiona junto a una guerra civil. Se habían trasladado a Zaragoza a un pequeño piso situado en la Avenida de Goya cuyo número recuerdo y no quiero mencionar. Era un piso muy pequeño, apenas amueblado. Su "salón" era una habitación de unos diez metros cuadrados con una mesa camilla en el fondo lateral izquierdo y cuatro sillas. Una cocina y dos pequeños dormitorios. Se reanudaron los contactos con mi padre. Sólo con Procopio pues su hermano, pocos meses después vino al consultorio diciendo a mi padre ¡Mira a ver si me extirpas esto que me ha salido aquí! Un voluminoso bulto supraclavicular derecho que sugería corresponderse con un tumor pulmonar. Tras buscarle su ingreso en el Hospital Nuestra Señora de Gracia falleció. Siguió viniendo Procopio de vez en cuando, invitado a comer. ¡Hola doctorcito! exclamaba entrando, al verme llegar a recibirle, y pasaba al comedor donde, tras la comida, mantenía unas largas sobremesas con mi padre. En una de ellas mi padre le refirió una escopeta espingarda que al volver del frente bélico no encontró en su casa, junto a muchas otras cosas. Esa escopeta me parece haberla visto en el hombro de alguno por Calamocha ¡déjame ver un tiempo¡ Al siguiente encuentro apareció Procopio con la escopeta desarmada e introducida en un saco de arpillera.

También habían cambiado sus costumbres, se reunía con unos amigos para cenar en un bar-restaurante de los situados en el Casco Antiguo de la ciudad de Zaragoza, en el Tubo, abundantemente regadas la cenas, y acompañados de algunas prostitutas que por allí merodeaban. Un día supimos que una de esas prostitutas, en la gélidas noches de invierno, cuando Procopio salía del restaurante recorriendo en zig-zag la dirección que le llevaba a su domicilio, recogía el abrigo que había olvidado, lo alcanzaba, arropaba y lo acompañaba hasta su domicilio para ayudarle a encontrar el orificio de la cerradura: lo acostaba y se marchaba. Pasaron así unos años, hasta notar durante unos días, la dilatación anormal en la asistencia de ella a las cenas. Enterados los comensales de ser un ictus cerebral que le había paralizado la mitad de su cuerpo y prácticamente el habla, el origen de sus ausencias. Acudió Procopio a recogerla el día del alta hospitalaria, la llevó a su casa y vivió con ella hasta su muerte unos años más tarde. Durante esos años que transcurrieron, yo había obtenido plaza de Alumno Interno Pensionado en la Facultad de Medicina. Al final de la carrera, alguna vez mi padre me decía: pasa por casa de Procopio han avisado están enfermos.

¡Buenos días Procopio! ¡Qué ocurre!

-¡Aquí me ves! Amenizado con la interesante conversación de Juanita

4.-La educación y el socialismo

Hace cuarenta años desapareció el general Franco y su dictadura. Por el gobierno español han pasado durante los decenios siguientes, los antaño adalides clandestinos contrarios a la dictadura que iban a realizar cambios, en nombre de la libertad y la igualdad, hasta dejar España irreconocible por la madre que la parió (A. Guerra). Sus libertades como grupos políticos llegaron, y ahí se pararon.

Han pasado varias generaciones nuevas de estudiantes por los colegios e institutos españoles. En cuarenta años han conocido cambios de "planes" de estudio del bachillerato: EGB, LOGSE, LODE, ESO, LOMCE....hasta nueve cambios; todos destilados por el partido socialista y al final... mucho ruido y pocas nueces: asignaturas que se daban en primer curso ahora se darán en segundo o viceversa; el contenido de tal asignatura se modifica para introducir los conceptos, las asignaturas que interesan al ministerio, al partido; los ciclos se expanden o reducen con vistas a las expectativas laborales; las necesidades docentes crecen en función de las necesidades de crear puestos de trabajo; se crean asignaturas o se expanden a través de los cursos existentes para dar colocación a unos grupos docentes determinados. La cultura supeditada a la planificación e intereses estatales; la que engorda las carteras portalibros de los bachilleres, pesando hasta doblar y mal formar sus espaldas; un largo etc. de cambios para encontrarnos, al final de cuarenta años de cambios, el mismo bachillerato que hace cuarenta años, reducido en conocimientos básicos y ampliado en conocimientos sociales, pasado por nueve cambios de denominación: los mismos controles (exámenes) condensados en la selectividad, los mismos libros con cambios cada año; porque el del año anterior mostraba deficiencias o errores. ¿Por qué cada año, durante los últimos 35 años, los responsables de elegir e imponer los textos que han de seguirse obligatoriamente en cada curso del bachiller, han visto la necesidad de remplazarlos? Cada nuevo Gobierno, orgulloso de su nuevo proyecto, siempre socialista, sigue dirigiendo, controlando, dictando normas educativas. Malformación organizativa reflejada en los bachilleres al observar la deformación de sus columnas vertebrales a costa de la ciencia que pasean, y soportan, diariamente, con escaso alcance a sus cerebros. El Estado, cualquier forma de Estado, dirige la formación "cultural" de la juventud. Ese Estado que dice amparar la libertad e igualdad en la enseñanza cuando su norma formativa sigue siendo similar a las seguidas durante 100 años.

La barrera económica fue semi-derribada con la concertación docente ¿voluntaria? de los colegios privados con el Estado. A cambio, tuvieron que admitir una pléyade de limitaciones: docentes, organizativas y de controles políticos, que han reducido, en vez de ampliar, la libertad de elección de centro educativo a todos los padres, tanto de la enseñanza pública como en la enseñanza privada concertada. En lugar de aumentar el número de centros docentes, o el de su número de clases en cada centro, se redujo, por ley, el número de sus alumnos en cada clase y el número de clases subvencionadas en cada colegio a las que podían tener acceso en la concertación. Así, aumentando la demanda hasta una altura por encima de las posibilidades de puestos escolares existentes en cada centro provocaron las lista de solicitudes, la masificación utilizada como arma de necesidad de reglamentar; normativa tan querida por el socialismo. Esa reglamentación obligó, obliga y facilita la distribución y control político de la docencia escolar. La antaño libertad ahora sigue condicionada por las disponibilidades económicas y de plazas. Se ha cambiado esa anterior disponibilidad económica por medidas de control estatal que afectan a más población que antes los condicionantes económicos. La libertad existe en la medida que otro dispone de la tuya.

El concepto de dependencia por descendencia padres-hijos, ha sufrido continuos ataques en todas las etapas democráticas sin importar quien está en el Gobierno. Se intenta sustituir la familia por el Estado. La familia ha soportado en el qué y en el cómo de la educación de los hijos la perenne difusión propagandística que encauza hacia la necesidad de una planificación, distribución y control estatales. Siguiendo el consejo "siembra que algo queda", de esa propuesta en la que los hijos deberían vincularse al Estado, a quien correspondería cuidarlos, educarlos y planificar su futuro. Recomendación escrita hace dos siglos, en un famoso libro, no precisamente por sus propuestas de libertad, pero de gran influencia social durante todo el siglo XX.

En el año 1876 Francisco Giner de los Ríos junto a un grupo de catedráticos de la universidad madrileña crearon la Institución Libre de Enseñanza, defendiendo la libertad de cátedra, negándose a ajustar sus clase a los dogmas en materia política, religiosa o moral impuestos por el Estado. Situaban la enseñanza en la sociedad civil sin conexión alguna con el Estado. Y por ahí no pasaron; ni los políticos de entonces ni pasan los de ahora. Supone un bocado al dominio del poder por el Estado. Seguimos igual siglo y medio después. Ahora tenemos un sistema educativo impuesto `por el socialismo; acompañado de un cabreo de los mismos socialista cuando están en la oposición, por las pequeñas transformaciones que sobre su sistema coloca la derecha. Ambos, derechas o izquierdas del último siglo, huyen de la concepción del hombre como un valor por sí mismo y pugnan por considerarlo exclusivamente un miembro de la sociedad. En los pocos años que duró la Institución Libre de Enseñanza pasaron por allí puñados de cerebros que encontraron la libertad de pensamiento necesaria para su desarrollo intelectual: Dalí, García Lorca, Buñuel, Aleixandre… dejaron un impacto en la cultura del siglo XX sin parangón con lo que han traído después. Cada vez que al hombre le permiten abrir sus compuertas mentales tiene lugar un salto cualitativo en la condición humana que todo se conmociona y trastorna.

Actualmente, próximos a entrar en la segunda década del siglo XXI, tras más de 30 años de gobierno regional socialista en Aragón, los licenciados que pretenden ejercer su docencia en el Magisterio deben apuntarse a una lista (lista 2) esperando poder pasar a la lista1. Salto en el que es de gran poder el haber sido llamado, alguna vez, para ejercer la docencia pública, por temporal sustitución, estando en la lista 2. Los méritos y capacidades personales, como: otras carreras universitarias, oposiciones (incluida la de Magisterio) ganadas, ejercicio de la docencia fuera de los centros oficiales, solamente se incluyen en su valoración docente cuando se lleva más de un año de espera en la lista 1.

Los apuntados en la lista 1, donde se incluyen los que ganaron una oposición para ejercer el magisterio sin poder saber el puesto conseguido, serán llamados según las necesidades de los centros docentes, desde cualquier lugar de Aragón, con escasas horas de antelación (algunas veces menos de 24 horas) y con la obligatoriedad de aceptar el encargo baja la amenaza de penalización: que puede ir (según a quien) desde un año de exclusión de la lista, al pase al final de ella. El Gobierno Autonómico, el

Estado, tiene en los súbditos una herramienta que utiliza según sus necesidades, depositadas en un armario al que acudir en el momento necesario ¡mándame un… maestro!

Este proceder es, además, un subliminal ataque a la empatía, a esa proyección sentimental del sujeto sobre las personas que le rodean, que es la base de la educación escolar, de la convivencia humana y que ha tenido, y debería tener, su máxima presencia en las prestaciones sanitarias, es lo que el socialismo intenta invalidar con su modernización de la convivencia cívica, anulando las circunstancias que puedan favorecer su nacimiento.

Al aprobar la reválida, en el cuarto curso del bachillerato, mi padre compró una escopeta de caza para mí. Comencé a ir a cazar acompañándole. Se puede ir a cazar de múltiples formas y de múltiples maneras, y con múltiples objetivos. Últimamente se han reducido enormemente esas posibilidades debido a la desaparición de lo que se llamaba monte libre; acotando como vedados de caza todos los montes comunales de todas las provincias y arrendarlos a sociedades de cazadores. Recibir el día en el campo, donde el aire fresco de la noche ha quedado más puro, donde su silencio sobrecoge, cuando el sol comienza a iluminar el cielo y despierta el deseo de vivir, es uno de los goces difícilmente contable. Nosotros íbamos a cazar, habitualmente, a Funes, Acotado que esta a uno 10 Km de Zaragoza donde cazábamos "a la andada" toda la mañana, contactando durante el recorrido con otros socios, y a la hora de la comida, juntándonos en la paridera (corral-casa de campo) donde se compartía todo.

También visitábamos otros días de caza los montes libres de Aragón, sobre todo en las sierra de Teruel; los días que se podía cazar la codorniz. En una de esas reuniones, uno de los comensales comento a mi padre – Haces muy bien trayendo a tu hijo a cazar ¡se hará muy fuerte! - Y le respondió: además evitas tener que estar preocupado por dónde y con quien va por ahí. Comencé a ir a cazar con menos ilusión.

Suspendí la mitad del examen del antiguo COU (Curso de Orientación Universitaria) al final del bachillerato. Tuve que repetir ese examen al año siguiente. Tiempo que aprovechó mi padre para llevarme con él a sus visitas domiciliarias por el casco antiguo de la cuidad; cuya asistencia le había correspondido en la Beneficencia zaragozana: las calles de Boggiero, Las Armas, San Blas, Predicadores…eran la zona asignada. Jamás lo dijo, pero creo tenía la intención de ponerme en contacto con la carrera de medicina o, con más probabilidad, porque quería que la comenzara viendo la medicina en la pobreza en las viviendas, generalmente en los altillos de las casas, sin más luz, todo el día, que la de una mínima ventana o la de una bombilla que se trasladaba arrastrando el cable desde una habitación a otra; sin más suelo que un agrietado hormigón, sin más ayuda humana que la de una vecina que se asomaba a la ventana y decía al oír golpear la puerta del paciente: ¡ Dr. yo soy la que le ha llamado!, he visto pocha a la vecina. !Ahora paso! Sin más medios que las manos, un fonendoscopio, la humildad y... la cabeza, sobre todo la cabeza. Un ejercicio de inteligencia apoyada en la memoria para decantarse por un diagnóstico posible; proceso mental que al final del siglo se ha jibarizado quedando reducido al ¡ya veremos lo que sale en los análisis¡ Algunas veces, deslizar unas monedas junto a la receta para tener la seguridad de que podrán ser comprados esos medicamentos necesarios. Era la medicina que el médico-escritor-poeta norteamericano Wendell Holmes Sr. cantó en sus versos:

> No dejes que los ojos proclamen tu sorpresa,
> No fuese que enseñaras
> Al paciente lo que saber no debe.
> Cuando la perplejidad de ti se enseñore,
> aprende de un rostro alegre la dulce magia,
> no siempre sonriente, mas si siempre sereno.
> Y cuando la pena y la angustia la escena invadan,
> Cada palabra en su tono de voz,
> Cada movimiento y cada mirada,
> Debe demostrar a tu enfermo
> Que tú le perteneces en cuerpo y alma.

Al día siguiente regresar para acrecentar o mermar la pesadumbre: ¡Estoy mejor Dd! Era la más gratificante recompensa.

Esa concurrencia sanitaria familiar, ancestral y periférica, del mundo sanitario sobre mi persona no tenía nada que ver con las leyes y los decretos sanitarios promulgados o por promulgar… era el eterno fin primordial de ser médico: aliviar el dolor.

5.-Franco y el Francsocialismo

¡Haga como yo! No se meta en política. Dicen le dijo un día el general Franco a su ministro Fraga Iribarne. Contado como chiste limita su valor a una anécdota, pero meditado debemos pensar que Franco tenía alguna razón: pasó rozando por todos los partidos políticos que toleró existieran a su alrededor o a las ideas socializantes que bullían por Europa; los utilizó mientras creyó le eran útiles y los abandonó al precisar su recambio. No entró en el fanatismo ideológico que configura las formaciones políticas. Podríamos denominarlo Francsocialismo, si entendemos por socialismo todo lo relacionado con el gobierno social. Quizá por eso aguanto en el poder cuarenta años.

No había terminado la Guerra Civil, el 9 de marzo de 1938, cuando dictó la Lay del Fuero del Trabajo y en base a esa ley, un año después las leyes del subsidio familiar y de vejez; y tres años después la Ley de Patrimonios Familiares, La Ley del Contrato de Trabajo, la ley de las vacaciones retribuidas, la baja de la mujer trabajadora embarazada y el 14 diciembre de 1942 vio la luz la ley del Seguro Obligatorio de Enfermedad. Preocupación social relegada al olvido como institución franquista por el socialismo posterior durante los últimos cuarenta años, arrogándose su creación cuando llegaron al poder en España.

Esas políticas sociales que inauguraba Franco no eran innovación suya sino traídas de Europa, donde Bismarck, que era un alemán aristocrático-burgués, las promulgó al anunciar las tres grandes leyes que creaban: las cajas contra las enfermedades (1883), el seguro contra accidentes (1884) y las leyes de pensiones para la vejez. Todas hace más de un siglo. Leyes sociales traídas *por las derechas* distintas de las añadidas después por *las izquierdas* como señal de distinción limitadas al feminismo, al ecologismo, a los gays …Son la base de esa superioridad moral que ahora intentan acaparar los que se dicen de izquierdas y les confiere la exclusividad en la inquietud social; obteniendo los réditos de progresistas, de poseedores de la preocupación social… y de la verdad ¿qué verdad?

Por ser mayor pozo donde obtener votos, control del presupuesto estatal y posibilidades de actuación social, destacan la educación y la sanidad en el emblema de esa preocupación social. Ahora acrecentados con el chanchullo español de las pensiones, resaltándolos en todas las manifestaciones públicas a las que tienen acceso: radio, TV, prensa, mítines, entrevistas, declaraciones, pretendiendo conservar la exclusividad robada, afianzar el control único y conservar la politización dada por la dictadura a su gestión.

6.-La Medicina

Cuando llegó el verano del año 1961 decidí estudiar Medicina. Al comunicárselo a mi padre dijo: sería conveniente, -además de lo que pueda yo enseñarte comiences a conocer lo que hacen otros y como la hacen. Si es posible, intentaremos que acudas a los servicios clínicos anexos a la Facultad de Medicina como Alumno Interno. Entré en el servicio de Fisiología al comenzar ese verano y no salí hasta terminar el segundo curso de los dos que regentaba la cátedra. Cada quince días, llegado el curso, venia al laboratorio un grupo de estudiantes a hacer las prácticas correspondientes: tinciones, recuentos hemáticos, electroforesis…que yo podía ver y ayudar a los compañeros voluntariamente, si alguno se atascaba con alguna de las prácticas.

El verano siguiente, por el mismo procedimiento, pasé a Patología General. A medida que avanzaba el verano acudían más compañeros con las mismas intenciones que había acudido yo: ser Alumno Interno. Poder ver las prácticas clínicas directamente, todos los días, por encima de los escasos días que regulaban las prácticas oficiales del curso. Nos reunimos tantos que el Dr. Guillen Brinquis, encargado interino de la cátedra, nos pidió hacer grupos. Resultaba impactante el número de alumnos que en cada exploración se acercaba a la camilla del paciente. Al tercer mes del curso tuvimos el primer examen parcial de la asignatura. Suspendió el 80% de los allí presentes. En unos pocos días los consultorios de la cátedra comenzaron a estar aliviados de asistentes. Quedamos cuatro alumnos, con la libertad de ir a cualquier consultorio de los cinco que había, o a las salas de ingresos (hombres o mujeres). Hicimos nuestros primeros historiales clínicos con sus exploraciones correspondientes que luego rehacía el médico encargado del paciente: lo que nos permitió cotejar el rosario de nuestras omisiones. Aprendimos medicina.

En esos días seguía asistiendo a las labores clínicas el Dr. D. Pedro Ramón Vinos, sobrino de Ramón y Cajal. Había sido el titular de la cátedra hasta su reciente jubilación. Era afable en extremo. Salvo cuando subíamos junto a él a la sala donde estaban ingresadas las mujeres. Era el único momento que se descomponía su carácter si veía aparecer a la monja encargada de la enfermería de la sala; chillaba desde donde estaba hasta donde la viera ¡váyase de aquí! ¡Váyase a hacer puñetas! Se volvía hacia nosotros y en un tono menor decía: ¡es más mala que el diablo¡ Alguna razón tenía pues las instrucciones médicas las interpretaba la monja en función del comportamiento religioso de cada paciente.

Con las mismas armas pasé, en el verano siguiente, a Cirugía General. Asignatura que ocupa los tres últimos años de la carrera. Las prácticas de cirugía se eliminaron años atrás quedando únicamente las clases teóricas limitadas a aquellos padecimientos que pueden tener un tratamiento quirúrgico. Ver alguna intervención quirúrgica, ver la cirugía, el acto quirúrgico, requería estar dentro del servicio quirúrgico. Hacia finales del primer año en esa situación convocaron oposiciones para las plazas de Alumno Interno Pensionado de Cirugía. Obtuve una de esas plazas que me daba obligaciones y responsabilidades asistenciales en el servicio.

Entendiendo la enfermedad como una perturbación del ser humano en su constitución morfológica o fisiológica; y el arte de curar como el intento de corregir esos desvíos, podemos reiterar que Medicina y Cirugía nacieron hermanadas en el mismo deseo. No existe divergencia en el sentimiento humano hacia el prójimo cuando se prescribe un medicamento o cuando se sutura una herida.

Durante siglos, el médico intentó sanar con todos los medios a su alcance: medicinales o quirúrgicos, hasta llegar a la sociedad romana donde, paralelamente a la caída de su imperio, empezaron a estar mal vistas las actuaciones quirúrgicas. Galeno (131-204), de quien cuentan abandonó la práctica quirúrgica para acompasar su prestigio a la moda en Roma, no renunció a reflejar en su obra los consejos médicos y quirúrgicos que él mismo había practicado e iban a dirigir el saber médico durante más de mil años.

Hacia el s. X, en la ciudad de Salerno, próxima a Nápoles, había nacido una escuela inspirada en el pensamiento filosófico galénico que impregnaba el saber médico, pero manteniendo el distanciamiento de la Cirugía. Siguiendo su influencia nacen, en los siglos XI y XII, las universidades médicas de Bolonia, Padua, Nápoles, Montpellier, Salamanca, Oxford... Proliferación médica que con el paso del tiempo alcanzaría renombre universal. En su docencia se inicia el desdén de las universidades médicas a los llegados a la medicina por otros caminos y con ellas una nueva categoría de médicos: los que por beneficiarse de una formación universitaria ganan un reconocimiento social nuevo.

El germen del menosprecio hacia la práctica quirúrgica inoculado en el Imperio Romano, resurge en esas universidades que encuentran, con la llegada de Vesalio (1514-1565), el legitimador de sus intenciones. Al diseñar la anatomía moderna creó una base fundamental para la Cirugía, donde ya no va a ser posible el acto quirúrgico como un hecho empírico, tendrá que basarse en la anatomía, considerando a ésta como la base, la guía, de aplicación de una técnica manual. Ese cambio, apoyaba la separación entre cirujanos y médicos. Daba a la Cirugía una base técnica que la alejaba de la práctica de los primitivos cirujanos-barberos, y la encuadraba en la visión de los luego médicos-cirujanos formados como *El médico* o

El último judío de las novelas de Noah Gordon. Sitúan la cirugía al mismo nivel social que la medicina pero distanciada, diferente.

Consecuencia es la aparición de lugares donde se enseñaba cirugía que competían con la tendencia universitaria en el conocimiento de las enfermedades. Aparecieron las Cofradías y los Colegios de Cirugía.

Los médicos universitarios, celosos de los nuevos correligionarios, buscaban influencias sociales que les hicieran revalidar su formación como superior, dando origen a los primeros conflictos corporativos entre médicos y cirujanos. El poder político europeo fue asignando a las Universidades el arbitraje de las fronteras entre "lo médico" y "lo quirúrgico", con lo cual aumentaron las rivalidades y las distancias. Se llegó hasta establecer castigos a médicos que enseñaran medicina a los cirujanos. En el año 1505, nueve años antes del nacimiento de Vesalio, la Facultad de París, al obtener del Parlamento el control de los exámenes de los cirujanos ya obligaba, a los nuevos diplomados quirúrgicos, a prestar juramento de no ejercer la medicina. Es significativa la situación: quienes se consideraban capaces de valorar los conocimientos y aptitudes ajenos, aprendidos fuera de sus esquemas docentes, negaban a sus examinados la posibilidad de conocer y ejecutar los conocimientos propios. Se llegó a la consolidación política de un cisma cocinado a fuego lento, durante siglos, en el que los médicos dominarán y se formarán en las universidades, y los cirujanos en los Colegios de Cirugía (generalmente denominados Reales Colegios de Cirugía). Así pasaron dos siglos más.

A partir del siglo XVIII vuelven a resurgir figuras con sentido integrador de la Medicina y la Cirugía: Pedro Virgili, en 1748, obtuvo permiso para fundar el Real Colegio de Cirugía de Cádiz. Los alumnos, una vez concluida la formación quirúrgica, serían enviados, como pensionados, a universidades médicas. Virgili pretendía formar, además de magníficos cirujanos, cirujanos-médicos, cuyos conocimientos de la enfermedad hicieran más eficaces sus actuaciones quirúrgicas.

Las primeras promociones de estos renacidos médicos-cirujanos despertaron tal entusiasmo entre sus cofrades médicos que pretendieron relegarlos a La Armada como practicantes. El prestigio y la intervención de Virgili ante el poder, ayudó a reconocer sus méritos, pero no le evitó la postergación y separación de su empleo cuando llegó el cambio de influencias políticas: al llegar Carlos III al poder. Acompañaba esta nueva mutación el real Decreto de 1796 por el que se estableció que "los médicos de ningún modo pueden ejercer la cirugía, ni los cirujanos la medicina"

En el año 1811, bajo el gobierno de José Bonaparte -con el nuevo cambio de consejeros e influencias- se ordena que la Junta de Gobierno de la Universidad de Medicinna, Cirugía y Farmacia se unan bajo el título de Consejo Superior de la Sanidad Pública.

Diez años después (1821), con la regencia de Fernando VII -nuevo cambio de consejeros- se anulan los decretos anteriores, desaparece el Consejo Superior de la Sanidad Pública... y reaparecen los Reales Colegios de Cirugía.

El mismo Fernando VII, seis años más tarde, firma el decreto que reglamenta el funcionamiento de los Colegios de Medicina y Cirugía. Su preámbulo no puede obviarse al observar la posterior evolución de la Medicina y sus especialidades: *"Estando plenamente convencido de las ventajas que seguirán a mis vasallos, cuya felicidad procuro por todos los medios, de que un mismo sujeto desempeñe por si solo la medicina y la cirugía, sin cuyos estudios reunidos no pueden formarse perfectos Profesores, respecto de que la Ciencia de Curar es única en su objeto, idéntica en su estudio, inseparable en la práctica, nacida en la misma época, y dividida únicamente, por razones de conveniencia particular, la sola capaz juntamente con la ambición de mantenerlas separadas, y constándome también que esta medida, a más de estar arreglada a razón, a economía y a justicia, es conforme con la opinión de los más sensatos y célebres profesores nacionales y extranjeros... he resuelto que en mis Reales Colegios de Cirugía Médica, que en lo sucesivo se denominarán de Medicina y Cirugía, se enseñe la Medicina en todas sus partes".*

Si alguno pudo pensar que la lucha entre los partidarios de considerar la Medicina y la Cirugía como una sola forma de tratar el conocimiento del enfermar, con opciones distintas de tratamiento, y los que pretendían la separación en dos profesiones distintas habría terminado mientras se mantuviera dicho Real Decreto de 1827, para todos los reinos sometidos a la Corona Española, se equivocó. Esos motivos *"dividida únicamente por razones de conveniencia particular, la sola capaz juntamente con la ambición de mantenerlas separadas"* significados por el Rey, han permanecido inspirando toda la evolución posterior, caracterizada por una distribución de poder, mundialmente aceptada, bajo el capcioso lema de la "íntima colaboración". Tres soportes han contribuido, poderosamente, a mantener esa separación: la enseñanza universitaria, la especialización y el desarrollo económico. Todos ellos controlados, en forma creciente, por el poder político.

La guerra entre médicos y cirujanos, pasado el ecuador del siglo XX, parecía caminar hacia el recuerdo histórico. Permanece en los espacios de poder, en los ascensos en el escalafón jerárquico implantado por la socialización, adormecida tras multiplicar las ramas de cada uno de los troncos, tras los brotes de cada rama, tras los espacios superpuestos. Ha sido una nueva fórmula para aumentar el poder hospitalario. Aumenta las posibilidades de colocación de esa avalancha de médicos originados, en algunos casos, en las nuevas posibilidades de trabajo, en un sueldo fijo asegurado por la presencia física. La socialización de todos, y de todo, bajo el manto de una Seguridad Social sin límites en los recursos que fortalece el futuro de la profesión. De cara al público es una mejor atención al paciente, una modernización, unas mayores posibilidades de investigación. Es la evolución de la Medicina la que está difuminando las actuaciones médicas o quirúrgicas.

La liberación del pensamiento médico una vez superados los milenios del dogmatismo galénico llenó la medicina de un torrente de teorías sobre los mecanismos de producción de las enfermedades. Se unió con otro aluvión de técnicas diagnósticas y terapéuticas que las distintas industrias para-médicas van desarrollando. Entre ambos han cosechado y acaparado el enorme progreso visible durante todo el s. XX que ha conducido a la sanidad a atribuirse, en exclusiva, la duplicación de los índices de esperanza de vida.

Esos caudales torrenciales, aparecidos cuando el ordenador, la digitalización o Internet eran embriones, apabullaron las mentes médicas que veían en la limitación (especialización) la única posibilidad de poder asimilar, estar al día en esos conocimientos y, sobre todo, la posibilidad de adquirir cierta habilidad en el manejo de algunos de los nuevos instrumentos, diagnósticos o terapéuticos, que la industria comenzaba a aportar con inusitada rapidez.

Algunos médicos, en campos muy concretos de la medicina, venían teniendo una dedicación especial a aspectos de ella, a órganos o a sistemas funcionales, sin desligarlos del tronco común: la Medicina General o Medicina Interna (mientras la cirugía se limitó a ser Medicina Externa). La oferta de trabajo de muchos médicos era de Medicina General y Pediatría o de Medicina Interna y Cardiología o Medicina Interna y Digestivo. Sobre esa base, esa idea de comunicación, de enlace entre el conocimiento general y la limitación de la expansión, a mediados del s. XX, comenzaron a estructurarse las especialidades. La Medicina sin perder su universalidad originaria garantizada por la Universidad, tendría su continuidad vertiendo esos conocimientos, y ampliándolos, en uno de los sistemas funcionales orgánicos que se solapan en el funcionamiento del cuerpo humano.

La cirugía se incorporó a ese movimiento lentamente. Los partidarios de la cirugía como ciencia separada del conocimiento médico adivinaban en su división en especialidades un arma de aproximación, subordinación, al conocimiento médico y por ende una posibilidad de dilución del cirujano en el quehacer del especialista médico; y esgrimían sus resistencias. A mediados del siglo XX, siguiendo los pasos de los médicos, algunos cirujanos comenzaron a ofertar su trabajo como Cirugía General y Ginecológica, o de Cirugía General y Traumatología, y finalmente como de Cirugía General y Digestiva con el que han cruzado la frontera hacia el s.XXI.

La Cirugía General, al igual que la Medicina General, indudablemente debe ser ginecológica, traumatológica, cardiológica, digestiva, urológica y de todos los sistemas orgánicos; si carece de ese atributo pierde su significación de "general". Se supone, o debería ser, que el médico o el cirujano-ginecológico o digestivo o de cualquier otra especialización parte de unos conocimientos médicos y quirúrgicos generales que le deben dar sus estudios anteriores, la Universidad, y que no debería olvidar.

La veneración por "la titulitis" que vivimos en España y el déficit formativo de los cirujanos generales, hacen que la sociedad española recele de esa formación total, "general", de un cirujano general ¿Alguna mujer acude a un cirujano general a operar su matriz? ó ¿alguna persona con fractura de cadera acude a un cirujano general a colocarse una prótesis? Perduran entre los corchetes de la Cirugía General los órganos digestivos y algunos (no todos) endocrinológicos. Ha dejado de ser "general" como especialidad quedándose en los conocimientos generales que debería tener todo cirujano. La nostalgia, la inercia y, sobre todo, los resortes de poder adheridos a ella, la mantienen en los organigramas estatales como tronco: recuerdo honorífico, de lo que fue y paradigma de la cerrazón política.

Llegar a una especialidad sin el conocimiento universal de la persona humana, *La Universalidad* que debe ser la base y la esencia del ser médico, o perderlo a lo largo del ejercicio de una especialidad, supone olvidar la esencia del médico. Anula su universalidad para entrar en el concepto de técnico. El éxito que la división del trabajo en tareas mínimas había aportado a la industrialización en los comienzos de la era industrial, ha impregnado el quehacer médico favoreciendo la implantación en la Medicina de los esquemas industriales del siglo XX. La Medicina se está poblando de escasos médicos y numerosos técnicos. El ser humano, cuando se siente enfermo, sufre las consecuencias: cree estar consultando al médico y en realidad se encuentra frente a un técnico que se limita a confirmar el correcto, o alterado, funcionamiento del engranaje de su incumbencia. Como falsa moneda, el paciente va de técnico a técnico; ¡mío no es, lo reenviaré a otro!

Con anterioridad a la formación del Consejo Nacional de Especialidades, en el año 1955, surge en España la primera ley que intenta regular la especialización en Medicina y Cirugía en consonancia con los conocimientos necesarios para una buena práctica especializada. La irregular variación en el tiempo de duración de aquellos gobiernos, y la necesaria influencia de sus mentores, les permitió desarrollarla posteriormente con la promulgación de una ley denominada de especialidades afines (1962) para intentar "reconciliar" a los eternos adversarios. Esta ley permitía que la formación médica, o la quirúrgica, de una especialidad posibilitara el acceso a la titulación de especialista en la afín: se volvía a poder obtener, en España, la doble titulación médico-quirúrgica en las especialidades que inciden en las mismas enfermedades

.

En el año 1989 España estaba en democracia, en "libertad"... y con nuevos gobiernos. Con ellos aparece un nuevo decreto-ley que complace a los partidarios de la separación entre la Medicina y la Cirugía, convertidos en consejeros del nuevo poder político. Vuelve a estructurarse la asistencia y docencia sanitaria en bloques separados: médicos y quirúrgicos, denominándoles troncos; como signo de innovación, progreso, y visión de futuro. Fundamentalmente dos: tronco de la Medicina y tronco de la Cirugía.

En esos años la Medicina y la Cirugía habían iniciado una diáspora incontrolada; muchos de sus practicantes ya no encajaban en los dos troncos que intentaban recoger toda la práctica médica. Se multiplicaron los troncos: tronco de las exploraciones complementarias; tronco de las especialidades auxiliares terapéuticas, tronco de las gerencias. Cada tronco con sus ramas; y cada rama de las que podemos denominar generales nuevamente dividida en nuevas ramas de cada una de las restantes especialidades. Múltiples ramas: entre todas, se ha llegado a tener en España un número próximo al cien de especialidades médicas, poniendo en entredicho: la necesidad de un saber médico integral para practicar algunas de ellas; las recomendaciones de la O.M.S., y el espíritu que parecía querer aglutinar el Consejo Nacional de Especialidades en el momento de su creación.

La creación del Consejo Nacional de Especialidades (1978), con la intención de poner orden, y acuerdo, en las especializaciones médicas, vuelve a partir del mismo defecto ancestral en la forma de sanar: la división entre lo médico y lo quirúrgico. En su preámbulo de propuesta para la formación de especialistas quirúrgicos aceptaba que "la Cirugía General abarca dos conceptos: el de cirugía básica y el de cirugía como especialidad"; y añade "La Cirugía General básica es aquella parte de la cirugía que se ocupa de los fundamentos científicos y técnicas comunes a todas las especialidades quirúrgicas". ¿No debería ser esta la misión de la Universidad? Actualmente no la cumple. Continúa el preámbulo valorando la especialidad de Cirugía General como la suma de todas las especialidades quirúrgicas: cardiaca, digestiva, torácica, urológica, vascular, ginecológica, urológica, ortopédica etc. que se han ido reconociendo oficialmente, en los últimos cincuenta años. Es decir un candidato a cirujano general debería hacer tantos exámenes MIR como especialidades están registradas en el Ministerio de Sanidad; y en cada una de ellas permanecer los cinco años preceptivos para su formación. Ninguno de "los generales" actuales reúne esa formación. Posiblemente porque los jóvenes aspirantes calculan que les alcanzaría la jubilación antes de poder solicitar el título de cirujano general. Al Estado no le importa el desafuero ni el contenido del título que da; sino su acomodación a lo que solicitan los intereses selectivos de quienes forman el sanedrín planificador.

Acercarse a la necesidad real de especialidades obliga a conocer motivos generadores que pudieran tener una base científica, o técnica, distinta de la económico-política. Para el médico, historiador y humanista P.L.Entralgo surge una especialidad cuando se aúnan cuatro condiciones: a) un saber técnico capaz de deslindar los cuadros morbosos; b) una acumulación de pacientes con magnitud suficiente; c) un nivel económico que permita sustentar el personal dedicado a ella; y d) la existencia de una sensibilidad especial de la sociedad hacia ese modo de enfermar. En la última mitad del siglo pasado, han existido condiciones favorables económico-políticas, mayores de las que podían pensarse, para que esas cuatro premisas reseñadas se hayan podido utilizar descontroladamente en el quehacer asistencial sanitario sin alumbrar grandes miramientos a su repercusión en la función primordial del médico. En su último apartado es donde los canales de la propaganda encuentran su solaz. Podemos enumerarlos correlativamente con las condiciones anteriores: 1) rápida acumulación de tecnologías para exploraciones complementarias; 2) creación de macro-hospitales, masificados, con asignación obligatoria de una gran masa de población a cada servicio (tic socialista); 3) recursos económicos ilimitados. 4) la predisposición de los medios de comunicación, tanto en la dictadura como en la democracia, a fomentar los ambientes de sensibilización hacia situaciones hospitalarias; sin constatar, investigar, los intereses ocultos que los mueven. O, quizá, participando de ellos.

El siglo XX pasará a la Historia como la Era Industrial. Reemplazó a la Era Agrícola, e inexcusablemente está dando paso a otra era. La Era de la Informática. Llenando la mayor parte de la actividad del médico, sobre todo del especialista, de técnicas diagnósticas y terapéuticas con recursos a la física o a la química. Sin entrar en la plenitud de los aspectos y peligros que este cambio suscita, limitándonos a la conjunción medicina-cirugía, se debe pensar que gran parte de las técnicas diagnósticas o terapéuticas actuales, entran dentro del concepto de cirugía. En el conocimiento anatómico y en la diéresis reside el origen y la vida de la cirugía. Cuando la diéresis es prescindible la cirugía desaparece. Cualquier acto que precise de ella, independientemente del instrumento que se utilice, es un acto quirúrgico. Técnica quirúrgica es practicar una polipeptomía directa o endoscópica, una esfinterotomía endoscópica o a cielo abierto, una punción, una biopsia, colocar una sonda de gastrostomía, canalizar una vía venosa o arterial, establecer una vía de drenaje y un largo etc. Técnicas que, en muchas ocasiones, realizan médicos con la única formación técnica quirúrgica que les ha proporcionado el conocimiento anatómico, pero careciendo de los principios elementales de la técnica quirúrgica; incluso muchas veces, de la formación en la especialidad orgánica sobre la que están actuando.

El conocimiento de las enfermedades que han podido producir las alteraciones anatómicas que se están visualizando, o intentando corregir con instrumental de efectos quirúrgicos, utilizando las imágenes obtenidas por medio de los RX, de la resonancia magnética, de la ecografía, o de la endoscopia… requiere, en principio, el perfecto discernimiento anatómico normal; hecho en el que se basó el comienzo de la Cirugía, y son la Cirugía. Lo que ha sido corroborado con la re-denominación de ellas como *técnicas invasivas;* para eludir el compromiso dialectico que podía atraer su persistencia como técnicas quirúrgicas.

El médico especializado en un sistema funcional orgánico, en las técnicas diagnósticas o terapéuticas que la industria va poniendo en sus manos, sin apercibirse de ello, está haciendo, invadiendo, terrenos de la cirugía, y el cirujano, que supera su limitación al hecho anatómico, y prescribe medicamentos, está haciendo medicina. Repasen los acontecimientos belicosos entre médicos y cirujanos que patenta la Historia.

P. Piulach, catedrático de Patología Quirúrgica, un gran divulgador del conocimiento quirúrgico, en la década de los años sesenta (s..XX) declaró *"A medida que el conocimiento médico crece la Cirugía retrocede. El acto quirúrgico va siendo, progresivamente, menos traumático. Ganando sencillez y seguridad camina hacia su universalización en la práctica médica y hacia su último fin que es ser superado por la Medicina, así como el fin último de ésta es ser superada por la prevención".*

En ese bullir de la especialización, que existía al terminar la carrera de Medicina, decidí seguir unos años de especialización en otros centros hospitalarios: Primero siendo médico residente en aparato digestivo del Centro de Salud de Valdecilla (Santander) donde, desde mucho antes de la ley de 1955, sus departamentos eran médico-quirúrgicos alcanzando un prestigio internacional. Después médico residente del Hospital de la Santa Cruz y San Pablo (Barcelona) donde volví a pasar cuatro años, ahora en la Cirugía General. En ambos sitios (centros hospitalarios ajenos, en aquellas fechas, a la sanidad estatal) fueron unos años felices.

7.-Medicina privada / Medicina pública

Terminado ese periodo de tiempo en formación MIR volví a trabajar en el despacho privado que tenía abierto mi padre en Zaragoza; y a las oposiciones. Se convocaron, tres años después, plazas nacionales para el Instituto Nacional de Previsión (INP, hoy Insalud, desgajado en diecisiete Insalud). Con tres fases de evaluación, eliminatorias cada una; orales, cara al público, durante media hora para cada tema sacado de un bombo por el candidato. Los exámenes duraron más de seis meses. Adjudicaron menos del 50% de las plazas convocadas y yo obtuve plaza de médico especialista en Medicina y Cirugía del aparato digestivo (estaba vigente la ley de 1955), en Lérida.

En aquellas fechas se inauguraba el Hospital Infantil de Zaragoza y necesitaban cirujanos generales. Hablé con el director de la Institución sanitaria, Dr. Gasca, a la que pertenecía el Hospital Infantil y no encontró inconveniente alguno para que yo pudiera incorporarme desde mi plaza, obtenida por oposición nacional, al Servicio de Cirugía Infantil en comisión de servicio. Así podía conservar los atributos obtenidos en la oposición. En Lérida recibieron una alegría al saber que yo no quitaría al médico interino que ocupaba el puesto de trabajo que yo había obtenido en la oposición. En esos momentos existían en la Ciudad

Sanitaria de Zaragoza tres compañeros trabajando en comisión de servicio en circunstancias parecidas a las mías.

Todo correcto hasta que llegué a la burocracia, antes propia de la dictadura y ahora propia de la socialdemocracia española. Al presentar la solicitud en el mostrador de las oficinas del Insalud de Zaragoza, el funcionario, cuyo rostro recuerdo pero el nombre no quiero recordar, me dijo: ¡esto no lo puede hacer! tiene que renunciar a su plaza por oposición para poder venir a Zaragoza

.

-¿Puedo hablar con su jefe? El jefe era el Dr. Whyte Olea
-Si en el mostrador te han dicho que no lo puedes hacer es que no. Tienes 10 días para tomar una decisión.

Apesadumbrado volví a mi casa, y lo seguí estando hasta dos días antes de finalizar el plazo para tener que renunciar a mi plaza por oposición o perder la posibilidad de estar trabajando en Zaragoza sin perder los derechos obtenidos en la oposición.

¡Me voy a Madrid!. A las 10 horas entraba en el INP madrileño sin conocer a nadie de las personas que veía; subí escaleras encontrando pasillos y ujieres. Hasta llegar a una planta donde me pareció que allí podía haber gente más importante. Al comienzo de ese amplísimo pasillo había una pequeña mesa de despacho en el lateral izquierdo donde un ujier uniformado leía el ABC. Apenas me miró. Caminé hasta encontrar un despacho con la puerta semi-abierta, amplísimo, totalmente enmaderado y abanderado:

- Buenos días ¿Puede atenderme unos minutos?
-¿Qué desea?
-Le relaté el motivo exclusivo de mi desplazamiento a la oficina central del INP en Madrid.
-Tocó un timbre y dos minutos después apareció otro hombre al que dijo:
-¡Tráigame la ficha de este Sr.!

En un tiempo en el que no me fue posible encontrar escrito el nombre de tanta amabilidad en algún sitio de su despacho, volvió a aparecer el funcionario anterior trayendo una cartulina de tamaño cuartilla donde debía poner toda mi vida a juzgar por las referencias que me estaba dando mientras la tenía en su mano. La siguiente expresión salida de su boca fue ¡Zaragoza es la ciudad sin ley! Y volviéndose hacia el funcionario ¡Que vuelva a Zaragoza con todo arreglado! para que pueda ocupar la plaza en comisión de servicio conservando los atributos de la plaza obtenida por oposición.

8.-Marxismo /socialismo

Desde la fundación del marxismo se mantiene la meta de la anulación de la propiedad privada como medida necesaria para controlar el poder. La dialéctica y actuaciones socialistas en sus formas de gobierno, en todo el mundo, donde han alcanzado poder suficiente, han intentado magnificar, o mantener, la separación entre lo público y lo privado, premiando las instituciones públicas como si fueran dos fuentes de recursos diferentes con la finalidad de eliminar, todo lo posible, donde hubiera visos de privacidad, o mejor de individualidad. Ha sido una de sus premisas durante el siglo XX en toda Europa, considerando, su grado de persistencia y notoriedad un signo del progreso hacia la socialización. Fortalece el pensamiento fundacional comunista de la eliminación de la existencia del individuo libre e implanta su traspaso al Estado. De ahí que en lo público, para ellos, reside la preocupación social, la igualdad; lo bueno. Lo privado es lo malo. El futuro está en la actuación pública y no en los recursos privados. Ocurre que los recursos públicos provienen todos de la producción privada. Si la industria privada que genera esos recursos deja de producirlos, el Estado no puede recaudar impuestos. Si el Estado intenta entrar en la competitividad productiva fracasa siempre estrepitosamente. Se acaba "lo público". Lo hemos estado viendo en la evolución de todas las economías del mundo, pero todavía quedan millones de personas que piensan que la felicidad eterna la conseguirán por la intervención del Estado en la riqueza privada. El Estado, dictando leyes e impuestos, manipula la utilización de esos recursos y el grado de libertad que deja al ciudadano en la decisión sobre su destino. En la forma de utilización de ese dinero privado, transformado en público, reside la libertad del individuo. La libertad existe para el individuo en la medida que puede utilizarla. Vivir en libertad supone no tener coartadas nuestras capacidades de actuación. El socialismo ha recurrido a ardides como la igualdad, la impotencia, la falta de recursos (impuestos) para ocultar su primordial fin: el sometimiento del individuo a la comunidad tutelada por el Estado. A la creación de una red clientelar dependiente de su relación con el partido. Así se han creado asociaciones, grupos de control, inspecciones que incrementan en forma de pirámide invertida la burocracia, y el gasto de unos recursos que nunca llegan íntegros donde sus políticos dicen iban a ir a parar o son necesarios. Debería desaparecer la brecha creada por el socialismo entre lo público y lo privado.

Que pague más el que más tenga, es otra premisa que oímos desde hace un siglo con la que está de acuerdo todas las opciones políticas, pero la han convertido en escudo y señuelo exclusivo de la necesidad de la presencia socialista en el poder. Todos callan, gobierno y oposición. No aportan sistema más justo acorde con esa aseveración y llegan, muchas veces, a una duplicación impositiva selectiva, confiscatoria, extorsionarte, lejana de la cacareada igualdad que preconizan para los españoles. Es como hacer una carretera, pagando más quien más posibilidades económicas tiene, y restringir su uso al que más ha pagado.

Cuando se tenía la certeza próxima del fallecimiento del general Franco se reavivaron los rescoldos de los partidos políticos agazapados en la clandestinidad al mismo tiempo que el interés internacional, sobre todo el europeo, que pretendían la evolución del socialismo marxista que definía a los socialistas españoles en ese momento. Apareció el grupo de los sevillanos (Felipe González, Alfonso Guerra, Manuel Chávez) Era "el grupo renovador", que con artimañas extra-bambalinas, y el terreno europeo abonado, consiguieron descabezar el socialismo histórico que había estado, con Rodolfo Llopis en su secretaría general, durante toda su estancia en el exilio, y lo llevarían hacia un socialismo más descafeinado, ya mutado a socialdemocracia, como el que estaba evolucionando en Europa.

A partir de 1972, la Internacional Socialista había creado una comisión especial para determinar el caso español y decidir si se reconocía al sector "renovador" o al sector "histórico", como válidos representantes de las siglas del PSOE. Finalmente, el 31 de enero de 1974, la Internacional Socialista validaría el congreso celebrado en agosto de

1972 como "legítimo y legal", en detrimento del congreso celebrado en diciembre por Rodolfo Llopis.

Ya todo a su favor, en octubre de 1974 los "renovadores" convocaron el XIII Congreso en el Exilio, en la ciudad de Suresnes (Francia), donde F. González alcanzó la Secretaría General. Arropado por Bruno Pittermann, Willy Brandt y François Mitterrand que asistieron personalmente al congreso.

El nuevo PSOE de Felipe González renunciaba al marxismo:*"Compañeros hay que ser socialista antes que marxista"* soflama vertida durante el congreso, aireada por casi toda la prensa nacional cuando la dictadura seguía en el gobierno, haciendo hincapié en su valor para traspasar el partido a una ideología socialdemócrata. Con esa media verdad y una declaración de intenciones medio-engañó a sus invitados y medio-engañó a los españoles dando muestra de su capacidad de maniobra política y de que su meta estaba en la evolución futura del partido, preferentemente a lo que pudiera ocurrir en España. Ni un solo socialista/marxista fue movido de su puesto a causa de ese cambio evolutivo ni ninguno salió del partido obligatoriamente, ni se movió voluntariamente. F. González necesitaba sus votos en las próximas elecciones y ellos necesitaban tiempo para replantearse una nueva estrategia y poder continuar con su labor. La punta de ese iceberg se está haciendo visible con la llegada al poder de los Srs.

Zapatero a la quinta legislatura española en el año 2004 y del Sr. Sánchez a la séptima en el año 2018

La Resolución Política aprobada en ese Congreso de Suresnes establecía un programa muy concreto en el que se definía el concepto de *Ruptura Democrática*:

"El PSOE entiende que el restablecimiento de la democracia en España requiere con carácter inexcusable las medidas siguientes":

1.-Libertad de todos los presos políticos y sindicales.
2.-Devolución de todos sus derechos a las personas que hayan sido desposeídas por sus actuaciones políticas y sindicales contra la dictadura.
3.- Disolución de todas las instituciones represivas.
.4.- Reconocimiento y protección de las libertades mediante:
5.- Libertad de partidos políticos.
6.- Libertad sindical.
7-. Libertad de reunión y expresión.
8.-. Derecho de huelga y manifestación.
9.-. Restitución del patrimonio expoliado a las organizaciones políticas y sindicales suprimidas por la dictadura.

10.- Convocatoria de elecciones libres en plazo no superior a un año a fin de que el pueblo manifieste soberanamente su voluntad.

11.-Reconocimiento del derecho de autodeterminación de todas las nacionalidades ibéricas.

Entre las once medidas "inexcusables" aprobadas no existe referencia alguna a las libertades individuales. En todas, la presencia del individuo se diluye como parte, como miembro, de un grupo social cuyo parecer es colegiado y controlado por un partido político, un sindicato, una asociación…La democracia orgánica de la que queríamos salir.

"El PSOE se define por un método dialéctico de transición al socialismo que combine la lucha parlamentaria con la movilización popular en todas las formas, creando 'órganos democráticos de poder de base (cooperativas, asociaciones de vecinos, comités de pueblo, barrios, etc.); que busca la profundización del concepto de democracia, superando el carácter formal que las libertades políticas tienen en el estado capitalista accediendo a las libertades reales, que señale las reivindicaciones de cada momento, así como las alianzas que fueran precisas, conectados con la perspectiva de una revolución socialista, ya que no puede existir libertad sin socialismo ni socialismo sin libertad".

Después de regueros de ejecuciones por motivos políticos, de libertades truncadas en los países del Este de Europa hasta la caída del muro de Berlín; de muestras de sus libertades políticas individuales (últimos ej.:Cuba, Venezuela) mutiladas, proclaman como verdad única la no existencia de libertad si no es dentro del socialismo como meta de la evolución social.

Mi padre falleció durante la segunda mayoría absoluta obtenida en las urnas por el partido socialista español (1988). De acuerdo con la ley vigente comuniqué a los dueños del piso que teníamos alquilado como consultorio médico desde hacía cuarenta y cinco años, Srs. Sinues Urbiola (dos hermanos sobrinos del soltero presidente de la Caja de Ahorros y Monte de Piedad de Zaragoza, ahora Ibercaja. Muy relacionados con todo el poder en los gobiernos nacionales anteriores); mi subrogación en los derechos y obligaciones que la ley vigente me otorgaba. La respuesta fue la resolución del contrato de arrendamiento solicitada a través del Juzgado. El magistrado-juez D. Carlos Onecha Santamaría apreciando diez considerandos desestimó la demanda y obligaba a los demandantes al pago de las costas del juicio. Los demandantes presentaron un recurso de apelación que tardó dos años en resolverse; no por causas judiciales sino por solicitudes de los abogados demandantes de su aplazamiento. Alegaban diversos motivos superfluos, en realidad esperaban un cambio de juez titular en el juzgado. Encargado del juzgado D. Luis Fernández Álvarez se celebró el juicio donde sin ninguna referencia ni mención a los considerandos de la sentencia anterior, fundamentándose en falsedades: había dejado mi padre su actividad médica (seguía colegiado con ejercicio cuando falleció); el portero de su inmueble declaró que hacía muchos tiempo que no lo veía (todos los días al terminar la consulta de la mañana y salir a la calle mi padre le decía: ¡Antonio ven a tomar un café!...Y pasaban juntos a la cafetería Niza); había fallecido en 1987 (falleció en 1988)… Estimó el recurso de apelación y revocó la resolución del anterior juez, condenándome incluso a pagar las costas judiciales . El ministro socialista en aquellos días era el Sr. Boyer y ya estaba dando señales de las *nuevas* ideas sobre el valor de la justicia.

9.-¿Quién ganó la última Guerra Civil Española?

En el año 1936 terminaban dos años de gobierno republicano *de derechas* (bienio negro según *las izquierdas*) surgido de las elecciones democráticas habidas en el año 1934, con la convocatoria de nuevas elecciones. Su desarrollo, dudosamente democrático, favoreció la continuidad de la destrucción de la convivencia desde el poder y desde la calle. Tomaba, con ellas, la situación política anómalos derroteros hacia el totalitarismo que impulsaban vientos del Este. Y ESA FUE LA ESPOLETA QUE DETONÓ EL ESTALLIDO DEL ALZAMIENTO NACIONAL.

Anósmicos a ese tufillo totalitario, miles de españoles oían esperanzadores cantos de sirenas que el viento transportaba augurando una libertad, una vida mejor... igual para todos: derecho al trabajo, puesto de trabajo seguro, reparto del capital, jubilación sin merma en los salarios, derecho a una asistencia sanitaria, a una estabilidad en el empleo, a una vivienda digna, salario igual; halagüeño futuro condicionado a la implantación de un nuevo orden social cuya cabeza más visible era Stalin como he mencionado al principio. El fin justificaba los medios que empleaban. Una parte del ejército español se sublevó contra ese poder impuesto por el terror, desde la duda generada en la coacción y su rumbo preconizando el orden, la seguridad ciudadana, la paz...la equidad entendida de otra forma.

Miles de soldados alistados, por voluntad o por obligación, murieron en la contienda con la ilusión de haber dado su vida por esas metas sociales que la nueva ideología iba a esparcir por todo el mundo. No vieron el final. Sus almas partieron al Edén con la tranquilidad de haber dejado la vida por unos ideales de mejor existencia terrena para sus descendientes. Tras tres años de muertes, a uno y otro lado de las trincheras, -*cautivo y desarmado*- el ejército rojo, se decretó el final de la Guerra Civil con la victoria oficial del ejército no partidario de ese sistema de gobierno que las conjuras políticas foráneas habían trazado.

Alejados setenta años de aquel acontecimiento, cuando el recuerdo es senectud y triste pesar adobado en cerrazón, ineptitud e irresponsabilidad intelectual, ante el perseverante intento de avivar los rescoldos de aquella confrontación con las mismas metas que prendieron hace casi un siglo; utilizando, otra vez, la mente de personas de noble y limitado raciocinio, resurge el pensamiento, ¿Quién ganó aquella guerra?

Con la llegada al poder de los radicales dentro del socialismo, semiocultos dentro del partido desde Suresnes, encabezados por el Sr. Rodríguez Zapatero, intentan reescribir la Historia y una revancha intelectual selectiva tergiversando los recuerdos: dictan una ley de Memoria Histórica con la pusilánime condescendencia de la oposición.

Muy valioso en los acuerdos por los que se llegó a una transición política sin retorno a la confrontación armada fue el pacto entre todos los partidos políticos existentes, hechos legales, para olvidar las referencias políticas a la Guerra Civil. Despreciar la palabra dada en solitario, y el acuerdo alcanzado en la Transición en representación de un partido político deshonra a ambos: el personaje y al partido que representa.

Ganaron la guerra civil los otros. Esos cientos de miles de hombres anónimos, a uno y otro lado, que murieron pensado daban su vida por sus ideas o por lo que les habían prometido en la propaganda política del bando por el que luchaban. Sus deseos sociales, o el destino, les había colocado en el bando en el que morían. Se fueron cumpliendo y superando durante los 40 años siguientes sin poder apercibir de donde procedían; de quién les concedía los ideales laborales y sociales por los que habían muerto: un trabajo más seguro, mejor remunerado, un subsidio de paro digno, el derecho a una jubilación con su salario completo, mejoras en la consideración social de obrero, una asistencia sanitaria pública, la paz...una vida mejor, comenzaron a cumplirse a los pocos año de finalizada la guerra. No pararon de acrecentarse durante casi medio siglo, superando, con creces, aquellos regímenes implantados bajo las otras batutas políticas ofertadas "desde el Este" ¿Es ganar conseguir aquello por lo que se lucha y se muere? Si aquella tendencia revolucionaria que conmocionó los cimientos sociales europeos al comienzo del siglo hubiera prosperado ¿Dónde estarían actualmente nuestro progreso social y nuestras libertades?

Perdieron, oficialmente, esa guerra civil aquellos que utilizando al ser humano, ideales sociales como banderín de enganche, esperaban implantar un sistema de poder que les permitiera perpetuar su particular forma de dominio del hombre por el hombre, por el Estado,. Perdieron la guerra los políticos, los embaucadores desde los despachos y las arengas, expectantes de escalar poder y prebendas arropados en unas siglas, que el resultado de una guerra les arrebataba...Perdieron, también, los que murieron, a uno u otro lado, sin tener una idea clara del porqué estaban ahí. Los ganadores implantaron su sistema social de convivencia que, con el transcurso de los años, fue adquiriendo el escaparate social que creían iban a conseguir los derrotados. Nada nuevo en la Historia de la humanidad desde que el homo sapiens comenzó a vivir "en sociedad".

El Racionamiento, El Auxilio Social, El 18 de Julio, la protección del trabajador frente al despido empresarial, frente al desempleo, la protección del inquilino frente al casero, la asistencia sanitaria gratuita y un largo etc. fueron dando al obrero, re-denominado productor, aquello que, en España, había sido señuelo de una guerra fratricida alcanzando cotas que solo su paulatina disminución o anulación, desde la llegada de la democracia, ponen en evidencia. Las ahora denominadas, y demandadas, *reformas estructurales* van hacia la limitación de aquellas concesiones laborales promulgadas durante la dictadura por los que ganaron una guerra promovida, según los perdedores, contra ellas. ¿Pudieron ser conquistas del socialismo en una férrea dictadura en la que, según dicen, quien asomaba un dedo hacia la izquierda se lo cortaban? ¿O han sido conquistas de la sociedad, de la evolución social del ser humano en ese paso del tiempo que no precisa de guerras ni de promesas ideológicas, incluidas las religiosas, para que continúe su marcha? Los trabajadores de países que han vivido y viven bajo el otro régimen político que enfrentó dos Españas, ¿han alcanzado más derechos sociales individuales?, ¿han vivido mejor o peor este medio siglo? Ganaron los que, sin distinción de bando, buscaban ese progreso social. Perdieron los que se quedaban sin poder político. ¿Conquistas sindicales? ¿De aquellos sindicalistas "verticales"? No. Han sido conquistas del tiempo. Posiblemente aceleradas o acompañadas por todos los que, en uno u otro lado, sin saber el torcido camino que iban a recorrer, dejaron su vida para que llegaran.

Finalizaba el siglo XX con el declinar del apogeo de esas mejoras sociales y comenzaba el XXI con su decadencia y sus recortes: en las pensiones, en la capacidad adquisitiva de los salarios, en los derechos individuales, y, a la vuelta de la esquina, en las prestaciones sanitarias... reformas estructurales de un sistema social y laboral necesarias para la continuidad de la convivencia en el nuevo siglo siendo adoptadas por gobiernos, con periclitada denominación de izquierdas o de derechas anclados en el siglo pasado, huyendo de un cambio, del que ya hemos tenido aviso con la explosión de la burbuja inmobiliaria. Lo impone el fracaso de las premisas erróneas, la evolución social, la creciente, y por lo visto imparable corrupción, el despilfarro fomentado o consentido desde el Gobierno, la explotación del hombre por el hombre: antes patrón, ahora político. Nadie debería utilizarlas como señuelo reivindicativo sino como errores y desvíos a corregir: a no repetir.

10.-La mente y el enfermar

El progreso oficial de la Medicina va corriendo unas cuantas leguas por delante de su progreso real. Y siendo mucho el camino andado por ambas sendas durante el siglo XX, no es menos cierto que el desconocimiento de muchas de las entidades que enferman o matan a las personas es también mucho. Si le añadimos el desconocimiento operativo de gran cantidad de medicamentos que cada pocos años son sustituidos por otros "más efectivos", olvidando rápidamente el número de veces que se ha repetido ésa aseveración que va sumando ineficacias anteriores a lo largo de la historia de una enfermedad concreta en el último medio siglo, veremos que el desierto del conocimiento médico es todavía muy amplio. Lo confirma, y es afortunadamente cierto, que hasta el día de hoy, en una de esas circunstancias del enfermar, se acabará llegando a la última etapa sin que pueda evitarlo el progreso médico.

Por ése vital proceso, inherente al vivir de todos los seres que liga la enfermedad con la posibilidad de morir desde que el ser humano adquirió alguna capacidad de raciocinio, y por las dudas en la eficacia de muchos de los tratamientos, es por lo que reacciona frente a la enfermedad con arreglo a los no desvelados circuitos que su mente ha ido elaborando frente al enfermar y frente a la vida, a lo largo de su vivir.

Recogiendo la definición de Oakley Ray, psiquiatra de la universidad de Vanderbitt (USA), la mente es el resultado del funcionamiento del cerebro. Las actividades eléctricas y químicas que genera el cerebro inducen, además del funcionamiento somático, los pensamientos, las emociones y los sentimientos configurando esa actividad mental; que tiene una enorme capacidad de almacenamiento.

Todo lo que pensamos, todo lo que creemos, positivo o negativo, tiene efectos sobre la salud; porque la salud es el continuo vivir en esa relación mente-soma. No se vive sin esa coordinación del cuerpo con la mente aunque se esté vivo. En los últimos años se vienen editando numerosos libros, investigaciones, trabajos que ponen en evidencia que esa interconexión se realiza por medio de citoquinas, hormonas y neurotransmisores que existen tanto en el cerebro como en los diferentes órganos del cuerpo de los seres vivos (ver mis hojas en blog *Stress y colon irritable)* referentes a esas conexiones e influencias.

Dicen que decía Sócrates: *es más importante conocer al enfermo que tiene una enfermedad que conocer la enfermedad que tiene el enfermo.* Y esto, que parece algo exagerado, pese al paso de los siglos y los avances en el conocimiento de algunas enfermedades, sigue siendo importante en el quehacer médico debido a esa coordinación y dependencia que el paso del tiempo médico va identificando y confirmando. Pero siempre ha existido un enorme número de médicos que las ignoran y hasta abominan de quienes las consideran evidentes.

Dentro de ese enfoque "mentalista", la entidad denominada mente es la responsable o causa del comportamiento. La mente es pues una entidad material que origina el comportamiento de las personas. Con el paso del tiempo se engrandece, en lugar de disminuirse, esa enorme relación que existe entre el soma y la psique pasando a ser de correlación más que de subordinación.

La mente nace virgen; se heredan los neurotransmisores, las hormonas, las citoquinas que en su cantidad y equilibrio facilitan o inhiben las correlaciones corporales; pero no se heredan, que se sepa, los sentimientos ni las emociones, ni los sufrimientos, ni las alegrías ni las formas de reaccionar frente a esas situaciones; es el entorno, el ambiente familiar, el círculo de amigos, el ambiente en el trabajo, eso que se ha dado en denominar el fenotipo, el hombre y sus circunstancias que decía Ortega y Gaset, quien modula su formación, su producción y va configurando la mente desde el momento en que el nuevo ser entra en el entorno del vivir; y en ese condicionado entorno que se apodera del ser, forma parte muy destacada la aversión al enfermar y la consiguiente reacción ante la enfermedad. La forma de reaccionar frente al dolor y la enfermedad, o ante la posibilidad de enfermar, de los familiares más directos se graba rápidamente en el recién nacido y lo condicionará para el resto de su vida. Por eso Marañón nos seguía diciendo 24 siglos después de Sócrates: *"no hay enfermedades sino enfermos."*

Cada persona, en su comportamiento mental es, poco o mucho, distinta a sus próximos, incluso dentro de una misma familia; y llegada la enfermedad reacciona frente a ella recurriendo a todos los resortes orgánicos, defensivos o perjudiciales, y también a los de su psique... los de su mente, que ha ido adquiriendo desde sus primeros pasos por el mundo y que constituye el conjunto, inseparable, soma y psique, que es el enfermo: la enfermedad y la postura mental frente al enfermar. Algo prácticamente olvidado en todos los centros docentes oficiales, únicos existentes en nuestro país, para enseñar Medicina.

La configuración de todos esos caracteres que influyen en la forma de ser de las personas, siendo persistentes en los individuos, son, por ese motivo formativo, cambiantes con el paso del tiempo y con la renovación de los seres vivos. Cada nueva familia tendrá una forma de reaccionar frente a la expectativa de enfermar, o frente a la enfermedad, resultado de la aportación, traída desde su anterior ambiente, el que fue de su familia, el fenotipo de cada uno de los componentes de ella, que a su vez variará en función de las nuevas circunstancias sociales que incidan en ese nuevo conjunto familiar. Así, las posibilidades y grados de respuesta, somática y psíquica, frente a la enfermedad se convierten en infinitas; aunque todas tengan un eje coordinador que va de la enfermedad a las posibilidades de morir. Hechos que han permanecido inalterables desde la creación del raciocinio en todos los seres humanos.

Y en esa ancestral expectativa aparece el miedo como respuesta; miedo a enfermar y miedo a poder morir. Muchas personas dicen, intentando mostrar modernidad o evolución social: "no tengo miedo a morir, lo que sí me da miedo es el sufrir". Buscan el refugio en la muerte súbita, de poca duración, al miedo que les origina las posibilidades de enfermar; ocultando su alarma frente al enfermar. La enfermedad es una batalla que mantiene el ser viviente en esa guerra fría que es el vivir de cada día; en la que en función de muchas circunstancias, propias del conocimiento que se tenga de la enfermedad y de su tratamiento, se pueden calcular las posibilidades de ganar la batalla.

Al igual que en las batallas militares cuando el enemigo comienza a sentir miedo la mitad de la batalla está ganada. Aquí el enemigo no es la enfermedad sino el ser humano enfrentado a la enfermedad que le presenta la vida, de ahí que el miedo juegue un papel contrario a la natural *vis medica naturae:* esa fuerza para vivir frente a la vida con la que todo ser viviente nace: y que tantos éxitos ha dado a todos los que han practicado la medicina: desde los primitivos hechiceros y curanderos a los actuales médicos. Factor importantísimo en la evolución de la enfermedad. Inapreciable cuando la resolución de la enfermedad es rápida, y mucho más importante cuando la duración de la enfermedad se prolonga o los tratamientos propuestos tienen dudosa respuesta.

El miedo, reconocido o subconsciente, genera o acrecienta el estrés y éste genera ansiedad o se correlaciona o incrementa con la ansiedad existente en el paciente. Sus grados y persistencias son los que introducen la situación en ese escalonamiento; miedo-estrés-ansiedad, hacia la patología neurológica. Su influencia y existencia, previa a situaciones patológicas mentales constituye uno de los debates más llamativos, dentro del ejercicio de la Medicina, desde que empezó a considerarse la Medicina como científica.

Los médicos mecanicistas han huido siempre de esa implicación del psiquismo en la configuración o evolución de las alteraciones somáticas. Tienen a su favor el hecho de que la preocupación o el miedo durante una enfermedad, desaparece tras el tratamiento medicamentoso, o quirúrgico exitoso de la enfermedad, pero esto no niega su existencia. Obvian el considerar la situación del paciente cuando la enfermedad se prolonga o cuando el resultado del tratamiento no es satisfactorio. Es decir, cuando se favorece el revoloteo del miedo sobre la mente del enfermo y comienza a ser evidente en la clínica.

Estudios realizados durante la última década han demostrado estadísticamente que cuanto mayor es la educación e instrucción alcanzada por los pacientes -volvemos al fenotipo-, menor es su índice de complicaciones patológicas e incluso de morbilidad. Hasta el recurso a creencias religiosas han significado importantes reducciones en porcentajes de complicaciones o muertes en pacientes sometidos a cirugías cardiovasculares, según algunos estudios estadísticos. Durante los últimos años se está recurriendo en los hospitales a la provocación de un estado comatoso en los pacientes politraumatizados o en situaciones muy conflictivas patológicas con la finalidad de anular las influencias de la psique en la evolución de su proceso.

Ahora entramos de lleno en el antídoto del miedo: que es la confianza. Postura mental antagónica o moduladora del miedo, que ha sido la base de todo el ejercicio de la medicina desde los primeros curanderos hasta nuestros días. Base de la eficacia de muchos medicamentos y actuaciones quirúrgicas que tienen su origen en ¿quién los da? o ¿dónde se les da? De ahí que la libre elección de médico y centro hospitalario sea esencial, porque además de ser un derecho fundamental del ser humano, satisface a esa enorme cantidad de personas (más del 50%) que acuden al médico por obtener esa tranquilidad de su mente que las décadas del despilfarro económico han ido sustituyendo por la confianza en el número de pruebas complementarias realizadas o por el precio de la medicación utilizada.

En investigaciones realizadas con estudiantes de medicina sometidos al consabido estrés durante sus períodos de exámenes, se estudió su sistema defensivo inmunitario y se concluyó que durante los períodos de miedo-estrés este sistema se deprime y consecuentemente sube la posibilidad de contraer enfermedades. O de originar una respuesta anómala en sus mecanismos defensivos naturales, originando alguna de las patologías crónicas en las que es evidente la influencia de las situaciones emocionales en su evolución. Desde hace años se viene comprobando como el estrés influye en la aparición y evolución de muchas enfermedades e incluso en el desencadenamiento de ellas.

Fruto de la tendencia mecanicista en la evolución de la Medicina son los protocolos, sistema de pautas establecidas por destellos estadísticos de pruebas complementarias a realizar frente a un síntoma y los medicamentos a prescribir, acogiendo en cada una de ellos el mayor número de posibilidades diagnósticas o terapéuticas. Son la antítesis de la Medicina frente al enfermo, de la personalización de la Medicina. Por el miedo a la deshumanización que sugiere y conlleva en algún cartel seudo-científico he leído: "tratamiento *protocolizado y personalizado*".

Muchos de estos médicos, cada vez más, suponen que curar a los enfermos es aplastar con un torrente de pruebas complementarias y de drogas cada uno de los síntomas presentados: es la medicina sintomática, paralela a la medicina mecanicista y protocolizada, que ha dado origen en el siglo pasado (XX) a unas cuantas especialidades médicas en España. Actuación que sin tener en cuenta que pequeñas alteraciones, en algunos pacientes, es más provechosa su vigilancia que su erradicación, se dirigen exclusivamente al tratamiento de lo primero que ven o detectan en el paciente y abren la puerta a la enfermedad y al latente miedo, mucho peor que la persistencia de ese levísimo grado de enfermedad o de posibilidad de enfermar: "*Muchas veces nace la enfermedad del mismo remedio*" (Baltasar Gracián: 1601-1658)

Ocurre, desde hace décadas en forma creciente, según la evolución de los recursos económicos, un incremento de pacientes en los que no es el miedo al enfermar lo que constituye el acompañante a su enfermedad sino que ese miedo se instaura previamente al enfermar y domina a la persona localizándolo en un sistema orgánico; se consideran enfermos antes de ser afectados por una enfermedad: la somatización no es el miedo acompañante al enfermar sino el desencadenamiento de síntomas físicos, recurrentes e inexplicables (dolor de cabeza y abdomen, vómito u otros), que interfieren en la vida social y laboral de la persona, cuyo origen centra el paciente en un órgano o sistema corporal. No es la posibilidad de enfermar sino la ansiedad ocasionada por problemas emocionales: miedos, estrés social o sanitario que el paciente relaciona con el mal funcionamiento de su organismo. Es una situación diferente.

Dentro de las grandes urbes más de la cuarta parte de las visitas que se realizan al médico son causadas por somatizaciones. Cifra que va aumentando por la decisiva influencia que tienen el comportamiento del médico, los medios de comunicación y la socialización del acto médico. Miles de personas acuden a especialistas y centros de salud manifestando dolores gastrointestinales, respiratorios, sexuales o neurológicos; muchas veces todos juntos y sin encontrarles causa aparente; lo que suele ocasionar confusión en los facultativos, facilita la equivocación y un enorme gasto público.

Los médicos realizan en esos pacientes gran cantidad de exploraciones y estudios, sobre todo si introducen al paciente en las pautas de protocolos antes de determinar que esa persona ha somatizado un conflicto social, o la búsqueda de enfermedades futuras. La duración de esta primera etapa dependerá por tanto, de la habilidad y adhesión *al protocolo* del especialista que atiende el caso. Lo cual es importante, ya que una observación atenta le puede permitir identificar características específicas que hablan de una alteración que ya no es consustancial con su regulación e interacción mente-cuerpo sino que es su mente quien condiciona la respuesta de su cuerpo.

Pero estos no son pacientes que enferman y deben tener una consideración médica de la influencia del fenotipo en su enfermar; sino que son pacientes cuya mente dirige sus dianas hacia una posible enfermedad que, de momento, no le encuentran…porque no existe. Son pacientes que buscan la atención médica y quieren poder encontrar un médico que les relacione sus síntomas con alguna enfermedad: si es recién escudillada a las revistas de patologías o tratada con un medicamento recién aparecido, mejor; y a los que debe ganarse el médico (sabiendo que la confianza lograda durará poco tiempo) antes de decirles que "lo suyo es de nervios" o "Ud. no tiene nada"; porque es muy posible que aun siendo tangentes a la verdad ambas explicaciones, mal delimitadas, y poco convincente la explicación, sirvan para alejarle del médico, si está en países occidentales, o para rellenar una hoja de reclamaciones si quien le atiende es un médico de asistencia pública socializada como es la española; pues el sufrimiento que tiene es real y quiere un nombre de la patología que lo justifique. Que justifique su menguada capacidad de vivir… pero que no le cure.

11.- ¿Inquietud social o socialismo?

En 1917, un republicano, Ramón Pérez de Ayala, escribía: *"En la política reina el favor con menosprecio del mérito. En la distribución del capital y de la renta reina el favor con menosprecio del trabajo. En la administración de justicia reina el favor con menosprecio de la justicia. Por todas partes, en el mundo oficial, reina el favor"*. El favor como ayuda o auxilio desinteresado al prójimo desposeído de adjetivos es condición humana muy loable; pero el favor condicionante o condicionado, con interés a corto o medio plazo, lo que yo llamaría "favor con IVA", progresivamente más enlazado a la corrupción, es un tumor en los principios sociales que va destruyendo la convivencia a medida que se extiende. Los sucesivos cambios de doctrina de Gobierno que ha habido desde aquella fecha hasta la actualidad, pasando por dos dictaduras y una guerra civil, no han querido, ni siquiera intentado, eliminar de las instituciones el control del poder que facilita el favor "con IVA". En sus horizontes ocultos está esa dirección endogámica de la distribución de todos los recursos humanos y económicos.

Hacia mediados de los años 70 del siglo pasado, cuando España llevaba algunos años comprobando la eficacia de los Planes de Desarrollo que habían implantado varios miembros del Opus Dei llegados a carteras de Gobierno del general Franco, ocupaba yo una plaza de médico-cirujano adjunto (ahora se les titula FEA (Facultativos Especialistas de Área) en el recién estrenado Hospital Infantil de Zaragoza, donde cada semana tenía que prestar uno o dos días de guardia durante 24 horas como trabajo "extraordinario".

En una de esas guardias, como era habitual, me avisaron los colegas de pediatría de la existencia de un niño de 7 años en el que sospechaban podía tener una apendicitis: lo habían ingresado. Acompañado por el residente de cirugía en turno de guardia, acudimos a ver al niño. En aquél entonces los padres no podían estar junto a los hijos en la misma habitación que era múltiple, donde ingresaba su hijo. Repasamos el historial clínico, la analítica y la radiología rutinaria; le hice algunas preguntas clínicas, exploré el abdomen y estuve de acuerdo con la sospecha clínica de los pediatras, tomando la decisión de operar al niño: no sin antes haberle preguntado al paciente ¿quieres que te operemos? Para mí, en esas edades es una pregunta con tanto valor clínico como social; su respuesta afirmativa es un dato de tanto valor como alguna de las exploraciones complementarias obtenidas. Y este niño, precisamente, reflejaba en su semblante una viveza que garantizaba la fiabilidad en su respuesta.

-¿Quieres que te opere?

-Si

-Tengo que hablar con tus padres.- ¿Dónde estarán?

-Por ahí fuera

-¡Bueno!... Dinos ¿a qué hora has comido?

- A las 2

¿Qué has comido?

-Una tortilla

- ¿Y qué más?

Las respuestas rápidas dejaron paso al silencio, tan prolongado que me indujo a repreguntar:

-¿Y qué más?

-Nada

-¿Por qué nada?; ¿no tenías apetito?

Tras un largo silencio y un cambio melancólico en su rostro, al final respondió en voz baja: ...es que no había.

Su vivaracho rostro yo no sabía entonces si era de inteligencia o de hambre; o una mezcla de ambas cosas. Pero el silencio se trasladó a nosotros; tardamos en articular una respuesta sin relación alguna con su última contestación y nos levantamos para ir a buscar a sus padres.

Lo operamos. Se confirmó el diagnóstico, y a las 24 horas el niño había recuperado su alegría y jugueteaba por la habitación. Podíamos haberle dado de alta a las 48 horas de su ingreso; pero retrasé su salida del hospital

Cuando los tiempos de pobreza y hambre parecían haber sido olvidados, la horrenda gestión estatal de la economía o la irresponsabilidad familiar nos los traía al recuerdo; reafirmaba mis convencimientos. Debe existir una asistencia sanitaria estatal, pública, por lo menos no onerosa para nadie, universal e igual para todos en un país donde los impuestos son graduales,. Otra cosa es la dirección y gerencia de esas prestaciones asistenciales, que debieron entrar dentro de las libertades individuales que venían unidas a la democracia y se perdieron en el camino.

¿Qué ha cambiado en la sanidad pública con la transferencia de competencias a 17 gobiernos autonómicos, además del rimbombante afiche político? Nada. Los "consejeros sanitarios" autonómicos, pertenecientes a uno de los dos partidos compinchados para la alternancia en el poder, deciden, en concubinato con el gobierno central de turno, las modificaciones que pueden aplicarse en sus autonomías sin afectar a la estructura de poder y favor. Todos los centros sanitarios autonómicos conservan esa oculta dependencia del poder central. La fingida independencia de los centros asistenciales sanitarios; la celosa conservación de su jerarquización institucional y del personal sanitario en todas las autonomías mantiene la transmisión piramidal de las normativas y objetivos desde el partido político en el Gobierno hasta el más bajo escalafón del personal de cada centro asistencial. Basta revisar las tremendas anormalidades cometidas en todas las oposiciones a médicos, enfermeras, comadronas, auxiliares de los "salud" autonómicos para darse cuenta que ni siquiera la tropa escapa ya a las consecuencias de las ligaduras en el favor político y/o sindical de los puestos de trabajo.

Las gerencias hospitalarias, novedad y escaparate de independencia aportada por la democracia, nacieron y crecen con los mismos defectos: son engranaje del sistema institucional; su motor y única escuela es la institución; obedecen al sanedrín político que les nombra, asigna y cambia en todos los centros hospitalarios de cada autonomía "dedocráticamente". Su meta, con algunas aparentes excentricidades, no es la gerencia del centro sino la transmisión al centro de las normativas gerenciales que recibe. Sus actos no son aportaciones personales, destilación de su ingenio o formación, sino consecuencia de la normativa emanada desde la consejería sanitaria autonómica y a ésta desde los órganos del partido en el poder: de ahí su uniformidad. Sus resultados no se traducen en mejoras económicas para el personal o para el centro que dirigen: consecuentemente, en mérito o descalificación de su actuación profesional; sino en un traslado, dedocratico, de centro. Favor (con IVA), más proporcional a su proximidad a los despachos de poder que a los resultados de su actuación profesional.

En la sanidad pública española desde hace ochenta años, como en el resto de las instituciones, sigue reinando ese tipo de favor selectivo, a veces corrupto, institucionalizado, gobiernen reyes, repúblicas, dictaduras o democracias. ¿Qué partido, con pedigrí de opción de poder, está dispuesto a importunar a esos millones de españoles instalados en éste cómodo *modus vivendi* desde hace casi un siglo? Millones que, significativamente, manifiestan decidir su voto "por tradición familiar", o por ser "progresistas" sin valorar su comportamiento ni el fin de ese progreso.

12.-Socialización de la Asistencia Sanitaria española

La sanidad pública, implantada en la dictadura e interesadamente conservada en su estructura original hasta la actualidad, lleva 70 años esperando esa "reforma estructural" que le desvincule de las ataduras políticas que le dio la dictadura; de las desviaciones económicas y de poder que han generado su configuración monopolística durante los últimos 80 años; de las actuaciones rechazadas o alabadas por proceder de "las derechas" o de "las izquierdas"; de las castrenses dependencias piramidales. Forma parte de las dos patas que soportan el chiringuito socialista: educación y sanidad, sobre las que se ha apoyado el socialismo español para justificar sus aumentos impositivos y la conservación de la intromisión política.

En sus comienzos, durante unos años, en la post-guerra (1939), fue "Obra 18 de Julio": conjunto de prestaciones sociales gratuitas que el Estado daba a los menesterosos; entre ellas se encontraba la Asistencia Sanitaria - complemento de la asistencia que otorgaban los ayuntamientos bajo la denominación de Beneficencia Municipal-. Tras unos años de crecimiento, comenzó a no ser gratuita y sí obligatoria, de inscripción y cotización (impuestos), para todos los trabajadores: pasó a denominarse Seguro Obligatorio de Enfermedad (S.O.E.). Pocos años después la asistencia sanitaria pública se convertía en obligatoria, con repercusión salarial, para los españoles (lo que he denominado self-service sanitario del Estado) y absorbía a las Beneficencias Provinciales. Aunando pensiones, sanidad, desempleo y otras prestaciones sociales dio oportunidad a la creación del Instituto Nacional de Previsión (INP.). Monopolio estatal (de derechas o de izquierdas pero siempre monopolio). *La transición* política volvió a separar la rama sanitaria de la institución remarcando su membrete institucional: Instituto Nacional de la Salud. Los sucesores políticos, en los sucesivos gobiernos, la han troceado en I7 Institutos de la Salud.

Nunca han dejado de considerar *Institución* al brazo estatal de la asistencia sanitaria los sucesivos gobiernos posteriores a la implantación del INP. No es casual; es admiración por ese atributo dado en su creación, durante la dictadura, cuyos destacados rasgos resumía el crear "una Institución": (órgano constitucional del poder soberano del Estado). Estigma de un proceder político. Instituir es instruir… imponer cuando no deja opción a otras alternativas.

Todas las organizaciones sociales de constitución autoritaria, en el poder o en las proximidades del poder, son instituciones: por Ej.: las religiones, las monarquías, el ejército, el Opus Dei, el INI.(Instituto Nacional de Industria), los sindicatos… Entre los fascinantes fines fundacionales comunes a todas ellas va apareciendo su peligrosidad social en la medida que son órganos del poder, adquieren competencias exclusivas de poder o condicionantes de él.

En España se creó el INP como prestación social, también como órgano del poder estatal; acorde con la jerarquía piramidal que el régimen político de aquel entonces impartía. En el transcurso de los múltiples cambios de denominaciones, durante los últimos 40 años, nadie -ningún partido político (democrático) ni sindicato (democrático)- ha querido que perdiera aquellos atributos jerárquicos y normativas que le confirieron al ser institución de un Estado totalitario.

¿Cuáles son los cambios institucionales, desde la dictadura a la democracia, en la sanidad española? Algunos, en aspectos secundarios que no alteran su *statu quo*. En ninguno que pudiera aumentar las libertades individuales, la pluralidad de opciones, la libre competencia en igualdad de condiciones ante los fondos públicos, en definitiva que favorecieran la libertad individual.

¿Por qué, partidos políticos y sindicatos, tapan con el paño de "la alta calidad", o el "progreso conseguido" esa estructura dictatorial? Porque es el mayor saco de recursos públicos: económicos y humanos, que pueden manejar desde sus cuarteles de poder sin contestación social. Suele decirse que en el país de los ciegos, el tuerto es el rey.

Ocupamos los primeros puestos mundiales en calidad médica (copiada, importada) pero retrocedemos al 23 en clasificación global como prestación social democrática. Esa distancia, basta superficie estéril, es el enorme lastre que hunde la eficiencia en la asistencia sanitaria pública española. Entre un 30 y un 40% del gasto se desvía al gasto superfluo debido a su burocratización y planificación asistencial monolítica. Cuando alguna crítica a esa sanidad pública se desliza en la prensa, nunca se relaciona con la carencia de libertades individuales o con su total control estatal. Inmediatamente se apresuran a cubrirla con el grito y latiguillo: ¡la quieren privatizar! ¿Privatizar o democratizar?

Dilema que no quieren dilucidar ni quienes derriban estatuas, cambian nombres a calles, o reavivan la memoria fratricida para que un nutrido puñado de imbéciles (escasa capacidad de raciocinio) colme su capacidad de democracia sin quedarles espacio en su mente para otear como permanecen intactas instituciones verticales con el mismo, o mayor, poder dictatorial que el alcanzado durante los cuarenta años de esa dictadura que quieren borrar de la Historia. Ni quienes esperan recibir en alternativa el regalo del poder directo sobre esos recursos económicos y humanos. Sospecho que ambos coros asientan en las mismas catedrales que Mario Conde juntó en torno a lo que llamó El Sistema. Destellos socialistas en cuyo engranaje intentó introducir su rueda dentada, y lo escarmentaron.

13.-La fuerza médica de la naturaleza

Cuando los filósofos griegos conformaban el pensamiento humano, hace más o menos 3000 años, observaron una fuerza presente en los seres vivos que les predisponía a la curación de sus heridas físicas, o de sus enfermedades, de forma natural; solo con la concurrencia favorable de otras funciones del cuerpo. Esta fuerza que posteriormente los romanos llamaron vis medica naturae y ahora llamamos inmunidad ha estado presente en los procesos curativos de los seres vivientes hasta la actualidad. En todos los acontecimientos de todo el mundo animal, donde una acción curativa ha sido necesaria, hace a la naturaleza protagonista en ese proceso curativo esperando que sea ella misma la que espontáneamente recobre su armonía, y surja la curación. En ese proceso se ha basado la actuación de toda persona que se ha aproximado al quehacer sanitario con alguna intención profesional. Y en él, el esquema hipocrático ha guiado la actuación médica hasta nuestros días. El médico debe intervenir para ayudar a llevar a cabo lo que la naturaleza no es capaz de realizar por sí sola.

Tres de los Principios Rectores, terapéuticos, empleados por los médicos hipocráticos eran:

1.-Primero no hacer daño, Primun non nocere, que decían los seguidores latinos. Es preferible no hacer nada a empeorar la situación. La terapéutica hipocrática trató siempre de favorecer sin perjudicar, iba dirigida a todo el cuerpo enfermo y no a sus partes

.2-Se debe ir a la causa de la dolencia. Ir contra la causa y contra el principio de la causa

3.-Abstenerse de actuar ante las enfermedades incurables, aceptando la inevitabilidad.

Entre las indicaciones terapéuticas galénicas se encontraban, y se encuentran, además de la dietética o regulación de la alimentación, la farmacoterapia, la cirugía, el ejercicio físico, la actividad profesional y las costumbres sociales.

Cuando los estudios de la Medicina comenzaron a ser encasillados en la patología (patos = enfermedad y logos=tratado) se reservó su tratamiento (terapéutica) a dos aspectos: a lo que era tratar los síntomas o a lo que era tratar las causas; es decir, tratar los motivos o alteraciones que han cambiado el normal funcionamiento de ese organismo que lucha por vivir.

Fue en la escuela de Cos, que tuvo a Hipócrates como alumno, donde apareció por primera vez la idea de una patología general en el lugar del concepto de la enfermedad como un proceso limitado a un órgano; así pues, la enfermedad fue considerada como una reacción de la *physis* o naturaleza del cuerpo, frente a las materias morbosas que hacen su presencia. Siglos después G. Marañón nos recordaría *"vivir es defenderse de la vida que nos va matando".*

Cuando nos acatarramos aparecen los síntomas propios del catarro: congestión cerebral, rinorrea, mialgias, agotamiento físico... que tratamos con los fármacos adecuados que van apareciendo contra esos síntomas, (codeína, aspirinas, paracetamol, frenadol, couldina, antihistamínicos...) mientras esperamos sea la propia naturaleza del paciente, la naturaleza con su fuerza médica, la que elimine la causa que ocasionó la aparición de esos síntomas. El paciente se cura...de momento hasta que reaparece la causa como novedad o como recidiva. Hasta hoy, salvo excepciones, no parece indicarse la toma de medicamentos que neutralicen, eliminen, las bacterias o los virus causantes de ese proceso catarral (tratamiento etiológico) porque se espera la eficaz actuación de la fuerza médica, inherente en las defensas. Sean virus o bacterias.

Conocida exactamente la causa, el tratamiento de ella, el tratamiento etiológico, es el arma definitiva para la curación de las enfermedades. En el desiderátum debe ser superada por la prevención; la vacunación u otras medidas preventivas.

Pongo un ej.: La poliomielitis; producía parálisis ostentosas, invalidantes en grandes cantidades de jóvenes. Frente a ella el médico solo tenía el recurso a intentar corregir las desviaciones orgánicas (parálisis) que producían los síntomas y las posibilidades quirúrgicas de aliviar sus consecuencias ortopédicas. Hasta llegar a 1954 donde se empezó la inoculación de la vacunación ((La vacuna Salk, como se le conoce).

En 1964 se autorizó otra vacuna que había sido desarrollada por Albert Bruce Sabin. Se la llamó trivalente porque atacaba a los tres tipos de virus presentes en la poliomielitis. A diferencia de la vacuna Salk, ésta se administraba por vía oral, por lo que muy rápidamente la vacuna Sabin sustituyó a la vacuna Salk.

En muy poco tiempo hubo campañas masivas de vacunación. Como consecuencia de todo ello, el 21 de junio de 2002, la Organización Mundial de la Salud (OMS) declaró a la región europea libre del virus de la polio.

Ese es el proceder curador en toda la Historia de la Medicina. Los ancestros curanderos, los brujos, los sanadores repartían su magia esperando que el paso del tiempo aportara esa posibilidad de éxito de la vis medica naturae. Y se les aportaba cuando la actuación del sanador, del médico... del sabio, no entorpecía o empeoraba su labor. Miles de personas han fallecido a lo largo de la Historia de la Medicina gracias a la colaboración de sangrías, lavativas, dietas que "sabios" preconizaban como eficaces. Ninguna tribu, o agrupación social ha prescindido de ellos no obstante. Hasta que llegó el año1860. Con Louis Pasteur se identifica el origen bacteriano de las enfermedades infecciosas que compiten con la vida de los seres humanos y de los procesos de fermentación. Fue en ese punto cuando podía decirse que se inició el desarrollo de la bacteriología y de una nueva etapa en el desarrollo científico de la Medicina. En la situación de las enfermedades infecciosas se puede buscar el germen causante y combatirlo. Mejoraba enormemente las posibilidades de actuación del médico y le daba mayor credibilidad. Siguiendo la pauta hipocrática, se podía actuar con real evidencia sobre las causas que producían esos síntomas, siempre que estas fueran achacables a un agente bacteriano. Abrió un gran ventanal hacia el conocimiento médico en ese desconocido mundo de las causas que alteran el vivir. Se podía ayudar a la fuerza de la naturaleza eliminando la causa que la había distorsionado. Actuación que se vería vivificada por el torrente de posibilidades que se iniciaban con las recientes aportaciones de la biología: la posibilidad de detección en el laboratorio de esas desviaciones junto a las inéditas posibilidades de actuación sobre esas desviaciones humorales que provocaban los síntomas.

Pero había que esperar otros 70 años para que A. Fleming (Premio Nobel de Medicina 1945) rompiera el cierre del tratamiento causal de esas enfermedades infecciosas con el decisivo descubrimiento de la penicilina.

Y hasta completar un siglo para poder comprobar su impacto sobre la supervivencia de los seres vivientes: que en el corral del ser humano ha llegado a duplicarla. Enfermedades como el carbunco, tétanos, lepra, paludismo, neumonía, disentería, peste, fiebres de Malta, fiebres tifoideas, tuberculosis, difteria (cuyo tratamiento sintomático de la crisis mortal de ahogo que produce plasmó Goya en el cuadro *el Garrotillo)*, un largo número de enfermedades infecciosas, todas con una elevada mortalidad, han desaparecido prácticamente en los países civilizados.

En 1347 apareció misteriosamente en el centro de Asia la Muerte Negra (Peste) extendiéndose y devastando todo el continente europeo. De unos 75 millones de habitantes que tenía entonces Europa, calculan que murieron 20 millones de personas. El pueblo comenzó a pensar que era el fin del mundo. Pese a la ausencia de un claro concepto de contagio, la gente comenzó a adquirir su autodefensa, la prevención: evitar el posible contagio. Los padres no cuidaban de los hijos ni los hijos a los padres. Nadie se aproximaba a un enfermo. Se desconocían las causas reales del proceso pero "por si acaso" se separaban de ellos. No conocían quien actuaba de transmisor (ratas y pulgas). Solamente la fuerza médica de la naturaleza pudo recortar y hacer retroceder su mortal impulso. El bacilo productor de la enfermedad (Yersinia pestis) permaneció desconocido 500 años más, esperando su identificación. Los pacientes que la padecían estaban a expensas, únicamente, de esas medidas preventivas empíricas o de tratamientos sintomáticos. San Roque fue alcanzado por la enfermedad y se retiró al bosque, aislado, esperando su muerte. Un perro le llevaba, cada día, el bocadillo necesario para su subsistencia. Se recuperó y al morir por otra causa pasó a ser Santo y patrón cristiano de múltiples poblaciones. Estatuas, dibujos y retablos lo representan: en ellos siempre aparece San Roque y su perro.

El siglo XX, heredaba del anterior las herramientas necesarias para obtener la eliminación de otro azote de la humanidad que había llegado a conformar una obsesión de salud pública e individual. En muchos estamentos sociales, hasta avanzado el siglo, confesar la enfermedad tuberculosa en algún miembro de la familia constituía un hecho vergonzoso. Conocer la posesión de esa enfermedad era asimilable con morir a corto plazo.

Galeno, el hombre que hipotecó el saber médico durante 2000 años: contradecirlo suponía exponerse a morir en la hoguera; estableció el reposo, el aire puro del mar o de la montaña, los buenos alimentos, y la leche de burra o de mujer como pilares del tratamiento de los pacientes con tuberculosis. Se mantuvo hasta mitad del siglo XX. Sofisticando las formas; creando cientos de teorías alrededor de esos pilares(cuentos); sobre todo, construyendo entramados de beneficio económico o religioso que monopolizaron todo lo relacionado con la tuberculosis al amparo de: mejor atención, mejor estudio, mejor tratamiento médico.

Ningún científico pensaba en el contagio; resultaba vulgar frente a los nuevos conceptos. Anticuado porque lo había dicho Galeno, que vivió en tiempos de Marco Aurelio, *"la tuberculosis: una enfermedad contagiosa como la peste o la sarna"*. En algunos estados de la Europa Meridional, el pueblo, tenía el presentimiento de que la tuberculosis se contagiaba y, después de su muerte, quemaban los objetos que habían pertenecido a los tísicos. Algunos Estados Pontificios llegaron a decretar la declaración obligatoria de la enfermedad. Pero como las opiniones médicas "modernas" eran rigurosamente opuestas a la doctrina del contagio, las medidas profilácticas fueron, hasta comienzos del siglo XX, pasando a la historia. Trasladaron el miedo a la neoplasia TBC, hacia el miedo por la neoplasia cancerosa. Para muchos, nombrar hoy, una neoplasia, tiene la asimilación instantánea con cáncer; y su temor a las posibilidades de sucumbir ante ella es idéntico al existente en el siglo pasado frente a la tuberculosis.

Todos los remedios medicinales que sucesivamente aparecían acompañando a los postulados galénicos, tenían una base empírica. La leche de burra o la de mujer, aparte de sus cualidades energéticas e inmunológicas, sabemos hoy, que no tienen acción alguna directa sobre el bacilo desencadenante de la tuberculosis; sin embargo, hasta el siglo XIX existen referencias médicas a éxitos espectaculares con su utilización como terapéutica. Pascal, Moliére, la marquesa de Pompadour, Voltaire, Chopin y todos los personajes célebres, que unían a su celebridad la tisis, se sometieron a los postulados galénicos; sin más éxito que el dado por la ayuda energética, e inmunológica, (la fuerza medica que la naturaleza da al paciente y ahora llamamos inmunidad) que les proporcionaba el suplemento alimenticio para defender su organismo frente al proceso. Éxito siempre capitalizado por algún afamado galeno.

En el año 1905 se concedió el Premio Nobel de Medicina a Robert Koch por su contribución al conocimiento de la tuberculosis que había obtenido improvisando un modesto laboratorio en el que trabajaba los ratos libres que le dejaba su trabajo de médico rural. Representó el inicio de la medicina científica al demostrar que la enfermedad es el efecto, la consecuencia, que visibiliza una causa. Allí dio vida a un trabajo fundamental sobre el carbunco (otra mortífera enfermedad a finales del siglo XIX, contagiosa) que le sirvió para ser nombrado, en 1880, miembro del Departamento Imperial de Sanidad en

Berlín. La utilización de una técnica especial, le permitió descubrir el bacilo causante de la enfermedad tuberculosa dos años después (1882). En un trabajo de 9 páginas, publicado en la revista Berliner Klinische Wochenschrift (1882; 19: 221-30), Koch estableció la definición completa de la tuberculosis como: enfermedad de origen único, infeccioso, contagiosa y microbiana: dejando mal parados a todos los gruesos libros publicados anteriormente sobre la enfermedad.

Desde finales del s. XIX había comenzado a extenderse por Alemania, Inglaterra y América centros de reposo o sanatorios para tratar a los tuberculosos. En España, durante los primeros años del s. XX se había establecido, en la asistencia médica, el sanatorio antituberculoso como centro recopilador de todo el saber sobre la enfermedad. Pero a partir de esos años comienza una febril construcción de sanatorios. En cuatro años se inauguran: la ampliación de Valdelatas; Generalísimo en Bilbao; Ofra en Santa Cruz de Tenerife; Fuentes Blancas en Burgos; Campanillas en Málaga; Porta-Coeli, en Valencia; Martínez Anidó en Salamanca y Tomillar en Sevilla. Al finalizar 1945 el número de camas dedicadas a pacientes tuberculosos se había doblado. Llegaba a las 10.000.

Conocida la causa y que los tratamientos hasta ahí empleados no tenían más valor que la corrección de los pocos síntomas que hasta entonces se podían corregir, no fue óbice para que se silenciaran las voces críticas sobre ellos presagiando el futuro. Así en el año 1903 Rodríguez Méndez en La Clínica Moderna se preguntaba ¿está en relación el enorme presupuesto de los sanatorios, con el provecho que de ellos se obtiene? Y añadía "su fin primordial es remediar el daño ya establecido y para ello utilizan agentes higiénicos preferentemente, convertidos en agentes terapéuticos". Intuía que esas mismas medidas higiénicas aplicadas fuera del sanatorio iban a producir las mismas curaciones con muchísimo menor gasto. La tendencia europea, y el impacto político-social que generaban esas construcciones, arrastraron al cajón del absurdo las consideraciones de eficiencia. Los intereses políticos siempre actúan como falsos remolques del progreso, o como piedras en el engranaje de su marcha.

Ahora, en el ejercicio de la medicina, desde hace 50 años, si el laboratorio alerta que al paciente le bajan los niveles óptimos de albúmina, se puede transfundir albúmina; si alerta que bajan los niveles óptimos sanguíneos, se puede transfundir sangre; si aparece fiebre le podemos dar un antitérmico; si baja la saturación de oxígeno se suministra oxigeno; si aparecen nauseas o vómitos se administra un antiemético; si la tensión arterial sube, se administra un hipotensor…Esta forma de mantenimiento del paciente, corrigiendo los síntomas que van apareciendo mientras se espera la eficacia de la fuerza curativa de la naturaleza explosionó la forma de atención médica ancestral, haciéndola además de eficaz, novedosa al incorporar como arma útil la inmediatez en su corrección. La colaboración de la física y la electrónica (aparecieron los monitores), ponían de forma inmediata, continuada y a distancia los parámetros detectables en la ubicación del paciente; alarma generalmente retardada hasta que era detectada por algún pariente o por la revisión programada de la enfermera al cuidado de toda la planta. Nacieron las unidades de cuidados intensivos (las UCI o las UVI). Con tanto alborozo que pasó a un plano secundario esa necesidad de atender a las causas originarias del proceso. En pocos años, al amparo de ese vanidoso olvido generado en la arrogancia y la prepotencia que ha mellado los colectivos médicos, aparecieron nuevas unidades con antiguos especialistas dirigidos, exclusivamente, a evidenciar y tratar con la misma rapidez la causa original: unidades de coronarias, de sangrantes, de

Ictus…que volvían a singularizar al paciente con su fuente.

14.-Calidad de vida.

EN 1787 Thomas Jefferson redactó, o impulsó, la Declaración de Independencia de Los Estados Unidos en la que incluyó como derechos inalienables del hombre: la vida, la libertad y la búsqueda de la felicidad. La persecución de la felicidad ha estado siempre en la mente del hombre tan pronto como alcanza un cierto grado de civilización. Situación que confiere un notable grado de subjetividad conduciendo, muchas veces, más que a tener conciencia clara de lo que queremos, a tener constancia de lo que no queremos. Luchamos contra algo, no a favor de algo. Simplificación aprovechada, sobre todo en el siglo anterior, para interferir en el acceso a la libertad del individuo. El comunismo rechazó esos planteamientos de respeto al ser humano impresos en la Declaración de Independencia y lleva un siglo aparentando que los respeta; al mismo tiempo que introduce vías legales para mediatizarlos, prostituirlos, controlarlos; al amparo de una adjetivación: "social" que nadie cuestiona. .En la carta de Derechos Humanos redactada por la Asamblea General de las Naciones Unidas en París en el año 1948 se incluyó una advertencia final como señuelo a futuros navegantes *"Nada en la presente Declaración podrá interpretarse en el sentido de que confiere derecho alguno al Estado, a un grupo o a una persona, para emprender y desarrollar actividades o realizar actos tendientes a la supresión de cualquiera de los derechos y libertades proclamados en ésta Declaración"*

En España, 40 años después de una dictadura que duró otros cuarenta, se reconocen todos los valores proclamados en esos Derechos Humanos: democracia, mercado libre, limitación del Gobierno, imperio de la ley, individualismo, pero hay que preguntarse ¿en qué medida? ¿en qué grado de intensidad? La democracia en España, está condicionada a unas listas cerradas, re-modificadas por una ley D´Hondt que vulnera la voluntad del votante y por una disciplina del voto de cada diputado; el mercado libre condicionado por múltiples reglamentos, leyes, instancias, permisos, con participación o sin ella del Congreso de los Diputados; el imperio de la ley, según donde, y para quién, y el individualismo constantemente anatematizado o ridiculizado si procede de los EE.UU.

Comenzamos a darnos cuenta que la felicidad es un factor muy importante en la salud en todas las edades, y que los esfuerzos médicos por prolongar años de vida van a tener su éxito detenido si no se procura una acomodación paralela de la felicidad. Volviendo cuarenta años atrás decía Mahler: *"Una larga existencia sin que mejore la calidad de vida es una de las trágicas secuelas del desarrollo tecnológico de muchos países"*. ¿Por qué está aumentando escalofriantemente el consumo de ansiolíticos y antidepresivos?

En la valoración de la calidad de vida, la medicina olvida siempre la mella que ocasiona, por su impacto, la suficiencia económica personal. Paga el Estado esa calidad de vida, pero el Estado aumenta los impuestos y disminuye las pensiones, repercutiendo en la calidad de la vida: en la felicidad. No debe olvidarse que los costes sanitarios, rehogados en ahogantes corrupciones, son uno de los motivos, o excusas, de crecientes impuestos y progresivamente menguadas pensiones. Dando salud, merman la tranquilidad mental, la felicidad, la calidad de vida y, si esta fracasa, la digna existencia.

Alexis Carrel en 1940 afirmaba *"La fragilidad nerviosa, la locura, la corrupción moral, son más peligrosas para el porvenir de la civilización que la fiebre amarilla, el tifus o el cáncer"*. Incrementan el gasto sanitario, los impuestos y el stress: ese fastidioso vecino que acompaña, o provoca, casi todas las enfermedades entorpeciendo combatir por la vida. Son gastos a tener presentes en su impacto sobre la calidad de vida individual que lógicamente desprecian las mentalidades aferradas a la desaparición del individuo en el océano del Estado.

Con las mismas intenciones y finalidades con las que antaño se construían las catedrales, durante la última mitad del siglo XX los políticos españoles, suplantando al clero, construyeron los grandes hospitales ignorando al mismo tiempo, los sabidos problemas arquitectónicos y la masificación humana que provocaban. Allí se acogen y remedian todas las ansias de liberación de la condición humana al enfermar, al mismo tiempo, se muestra la magnanimidad del poder: por eso deben ser catedralicios: grandes, muy visibles, gratuitos y abarcar amplias extensiones de territorios y población. Los políticos despreciaron durante decenios la condición humana que, en Europa, el presidente del Comité Permanente de la Asociación Médica Mundial, A. Wynen, en los años setenta, ponía de manifiesto: el vicio de la gratuidad, como causa del aumento del consumo de los cuidados sanitarios, culpable del deterioro de la medicina asistencial.

Ahora caen del guindo, cuarenta años después. Los expertos oficiales comprueban la utilización en España de las prestaciones sanitarias con mayor frecuencia (40%) que en el resto de Europa, cuando la salud innata de la población española es mucho mejor que en ese resto de Europa. Dos personas de cada mil acuden diariamente a los diferentes servicios de urgencias, públicos o privados. Se ha venido tolerando; e incluso fomentando su uso políticamente sin preocuparse de los motivos ni de su coste.

A veces, se recurre a la ignorancia médica de los usuarios, a la limitación de los horarios de consulta de los médicos de familia, o a las largas listas de espera de los especialistas, para justificar esa masiva asistencia a urgencias hospitalarias. No es ignorancia, sino el deseo de traslado de cualquier cuidado de salud al médico o al hospital (porque es gratuito) junto al de liberarse, rápidamente, de una mínima preocupación lo que subyace en la mayoría.

Las demandas de asistencia a los grandes centros hospitalarios tienen un eficaz apoyo en la propaganda y singularización de prestaciones que de ellos se ha hecho durante medio siglo, unida a la mencionada gratuidad. El usuario se rige por el miedo a "salir con algo inesperado" únicamente detectable en esos centros y por el campesino consejo: -ande o no ande, caballo grande-. Sus pasos en la demanda de asistencia sanitaria se dirigen a la consecución, sin valorar la importancia inicial de su padecimiento, de la mayor cantidad posible de pruebas, las más sofisticadas, los medicamentos más exclusivos... y hospitalizado (evitando los desplazamientos repetidos). Busca ser remitido al hospital cuando no toma la iniciativa de intentar su ingreso a través de los servicios de urgencias, evitando el filtro del médico de familia o del especialista ambulatorio. Admitir la similitud de causas con las ya detectadas en el resto de Europa, y no copiar las posibles soluciones ahora contempladas, abocará a pasar por los mismos coladeros que allí han mermado, distorsionado y prostituido su eficiencia.

Las largas listas de espera en las especialidades, son consecuencia de la descoordinación asistencial existente en España, de la medicalización de la sociedad, y de la burocratización política de la asistencia pública sanitaria

El gasto sanitario aumentó un 53% en el quinquenio 2001-2006, sin embargo la población total española aumentó un 9,4%, sobre todo a expensas de la inmigración; (que no es pensionista ni incrementa los gastos sanitarios por encima del resto de la población, según informan desde el Gobierno). Hay que imputar a la población, en su conjunto, con sus defectuosos hábitos, unidos a las actuaciones médicas, industriales y gubernamentales interesadas, como mantenedores del constante y desorbitado incremento. En la antesala de la llegada de masivas jubilaciones, si continúan las demandas de asistencia actuales, quedará confirmada esa vertiginosa e imparable pendiente hacia la quiebra.

Una vez más entre las reconversiones necesarias, ahora la sanitaria tras un ciclo económico que agoniza, se va a enfrentar la oferta estatal con la voluntad de colectivos profesionales y políticos en el tratamiento del destino de los recursos públicos. Asistencia sanitaria y pensiones han dejado, afortunadamente, de ser cuestionadas como avance social, pero en su configuración política actual han llegado cada una de ellas a la disyuntiva entre la autodestrucción o dañar profundamente la calidad de esa vida que se propusieron mejorar. La sanidad pública junto con la educación ha ido convirtiéndose, durante el siglo pasado, en uno de los mayores escaparates del comportamiento de cualquier gobierno moderno. Tras cuarenta años de pregonar democracia y fomento de las libertades, el respeto al individuo en el escaparate de los gobiernos españoles actuales, no se ve por ningún lado.

En mayo del año 2008 había en España 8.359.370 pensionistas (entre pensiones contributivas, no contributivas, de orfandad, de viudedad, y de incapacidad laboral permanente), aproximadamente el 19% de la población. Se calcula que esa población inactiva pasará a estar cercana al 67% hacia el 2025. No ha llegado, todavía, la cresta del tsunami de las jubilaciones procedente del baby-boon. De las actuales pensiones contributivas el 47% son jubilaciones anticipadas con una edad media de 63 años. Su gasto sanitario medio no debería incrementarse con respecto al resto de la población durante los siguientes diez años ¿Por qué se está incrementado? ¿Por qué se trasladan los actuales aumentos del gasto sanitario a los jubilados mayores de 65 años?

Un informe de mayo del año 2009 elaborado en la Universidad Pompeu Fabra ya desviaba la culpabilidad del aumento del gasto que pueden provocar las personas de edad y las alteraciones demográficas, hacia el increíble aumento de las recetas, y apostillaba Jaume Puig con benevolencia o con ironía: "si todo sigue siendo casi gratis para la mayoría, tendremos dificultades.

15.-Del individuo al Estado

Bajo el paraguas de la modernidad, con el eslogan "la calidad es cara", se han cobijado un número creciente de parásitos estatales que han convertido los costes productivos de lo público en insostenibles en cuanto la crisis poblacional y económica han llegado a converger. Algo previsible desde hace lustros pero refutado, en España, durante el siglo XX.

Cambian los Consejeros autonómicos, cambia el partido que representan; pero todos son rejuvenecidos clones de épocas superadas, que delegan el progreso en muy experimentados de corta inteligencia, cuya consecuencia es la continuidad remozada de novedad; sin tocar los circuitos, las "inclinaciones" de las personas y los euros. Así, con pequeños pasos y esporádicos cambios, más impuestos externamente que fruto de su mollera, hemos ido tirando hasta ahora; cuando nos encontramos con el ¿Cómo? y ¿Dónde? preferentes a la cantidad del gasto. No están preparados para ello. Ya no es el repartir sueldos y puestos de trabajo, valorando el puesto jerárquico, o político, por encima de las capacidades y productividad del individuo; ni son las gerencias piramidales, sino los incentivos al individuo. Ya no es decir a los súbditos donde deben acudir, sino ofrecer a los ciudadanos abanicos de posibilidades donde poder elegir. Y en esto no hay, en

España, "experimentados". Llevamos setenta años tocando variaciones sobre la misma música. Aunque se resistan y no lo crean, todavía caminamos en el nuevo siglo con zapatos del anterior y calcetines del precedente.

Desde su instauración en España hasta los comienzos del siglo XXI con rigidez creciente, los pacientes acuden al médico asignado por el Gobierno. La libre elección de médico o de centro hospitalario para ser atendido, existe en el BOE (Boletín Oficial del Estado) pero en el momento de solicitar ese derecho aparece el empleado, o empleada de los servicios del Salud, que argumenta la no correspondencia por la zona de residencia, o por tener completo el ·cupo "adjudicado" al médico solicitado· o por el carácter público de la institución que "obliga" a ir donde le toca. Todas contrarias a la libertad individual, al derecho humano del individuo. Es el desarrollo de esa táctica de penetración del socialismo bajo la nube del Estado colocando orejeras a la inteligencia individual.

En el momento que un paciente llega al mostrador de un centro sanitario cambia su nombre por un número, como ocurre en los talleres de reparación de cualquier automóvil o electrodoméstico. Queda aparcado en el box nº...en la habitación nº...a la que acudirá una enfermera, que ha leído su nombre en el estadillo enviado a la zona de control, y le será difícil recordarlo: posiblemente cambiará de habitación adjudicada al día siguiente, o de planta del hospital o de centro hospitalario... Cada día repasará su situación un médico diferente de los muchísimos que componen la plantilla del servicio. Cambios funcionales que obedecen más a criterios de despersonalización de la asistencia, a eliminar el probable brote de empatía, que a criterios de eficiencia. La humanidad ya no es función sanitaria solo residuo de tiempos pasados.

Durante cien años se ha intentado imbricar el socialismo con la humana preocupación social. Utilizar el poso de humanidad, presente en todo ser humano, para amparar el proselitismo: base de sustentación de muchas religiones desde hace tres milenios. La preocupación social es diferente de lo que ha venido siendo, y es, el socialismo en todo el mundo. Desde sus inicios en los comienzos del siglo hasta el final del siglo XX en Europa, han ido dulcificándose sus iníciales inclinaciones autoritarias sin renunciar a su objetivo principal, la eliminación del individuo como centro de la vida, y su sustitución por el Estado.

Ha pasado por llamarse socialdemocracia, democracia cristiana, democracia socio-liberal...cualquier membrete donde "social" sea la palabra resplandeciente. Social es la clave que embauca todavía a millones de personas que viven enormemente lejos de lo que significa la convivencia social, convencidos que socialismo es lo mismo. El vulgo se deja cautivar por la apariencia y el éxito. Debería quedarse el socialismo en la Historia como una religión con adeptos y detractores, con dogmas y consignas, con mentiras y algunas verdades… con cuentos.

16.- Ha pasado el siglo XX.

En los cientos de siglos que lleva la vida en este mundo solamente una criatura frágil ha sido dotada de algo que, en principio, falta en todo el Cosmos: la capacidad de pensar, razonar; la causa de todo el progreso desde que existe el ser humano. Cuando se elimina la duda (el pensamiento) suele brotar la arrogancia y la prepotencia que estancan el conocimiento. Y ahí se encuentra el socialismo.

He visto pasar la Medicina: sus errores, sus vanidades, su magnanimidad, su nobleza. Puedo decir que sus valores han cambiado durante el siglo XX.

En la profesión médica, en la forma de aliviar el sufrimiento, ocurre lo mismo; cambio dirigido, tutelado en toda Europa por la socialización que ha permanecido durante el siglo pasado dentro de los carriles primigenios hacia su meta: abolir la propiedad privada y al individuo como entidad social. El Estado debe dirigir, controlar, planificar, al individuo puesto al servicio de ese bien supremo que es la nación -siempre que ésta la dirija el socialismo.

Una gran mayoría de médicos actúan, todavía en el siglo XXI, contra muchísimas enfermedades cuyo origen es desconocido, levemente sospechado, o que aparecerá equivocado en el curso de unos años o de una generación, al amparo de ése arma prodigiosa que el progreso ha puesto a su alcance: medir las alteraciones que se producen y poder corregirlas esperando que sea la fuerza médica del paciente quien vaya arreglando el estropicio. Los médicos han ido convirtiéndose en técnicos que corrigen los niveles sanguíneos alterados o cambian las piezas estropeadas. Se están alejando de ser médicos.

He visto la distancia entre lo que es social y lo que es socialismo. He visto como enmascarado en los cambios sociales, que nunca inició el socialismo pero siempre estuvo dispuesto a colocarse en la cabecera de la procesión, se ha ido sustentando un socialismo abominable que empezó al comienzo del siglo con millones de muertos, pobreza y hambre y lo ha terminado con las mismas o parecidas credenciales: el maoísmo en China, Cuba, Venezuela, Nicaragua…

Fue un huracán convertido en Europa en tormenta tropical durante los últimos años del siglo XX, ahora con signos de cesar. El socialismo parece comenzar a retirarse de los gobiernos europeos (Francia, Italia, Austria, Grecia, Alemania). Empezamos a escuchar amplificadas antiguas soflamas rayanas con el discurso peyorativo: la ultraderecha, los neoliberales, los retrógrados. No puede permitir la posibilidad de un cambio hacia una sociedad diferente, con mayor respeto hacia el individuo, a sus opciones de voluntad, hacia el bienestar elegido, aunque sea diferente del que ofrece selectivamente el Estado. Y no tienen otra alternativa que ofrecer que no sea el retroceso a caminos ya andados. Esos cambios que parecen llegar son torpedos hacia su línea de flotación por lo que deben ser desviados o anulados antes de que alcancen su diana.

…Yo sé muy pocas cosas, es verdad.

Pero me he dormido con todos los cuentos…

Y sé todos los cuentos".

EPÍLOGO

La Medicina es, aunque mucha gente no lo crea, entre ellos muchos médicos, una ciencia inexacta y saber quién es buen o mal médico tiene un espectro de valoraciones muy amplio: desde un extremo al otro; con altas dosis de subjetividad; lo que ha contribuido a darle, hasta la aparición del socialismo, su adjetivo de liberal. Algo que están pretendiendo obviar imponiendo los protocolos: procurando que todos los médicos sigan estrictamente los mismos pasos, lo que justifica los mismos sueldos, las categorías, los niveles asistenciales, la medicina única como en los tiempos de Galeno. La cuadratura socialista del círculo. El problema es que este proceder, aplicado a la Medicina, anula la esencia de la Medicina antes de que alcance exactitud matemática total y es inconteniblemente caro; consecuentemente ineficiente, aún sin mencionar la iatrogenia que genera, a la que, interesadamente, nadie tiene en cuenta: ni ante el gasto que genera, ni frente al daño directo a los pacientes

.

Ante las expectativas europeas de ahogamiento económico de la Seguridad Social (estábamos en la década de los años 70), se reunió el Consejo de Europa 'para estudiar tanto sus orígenes como las posibles soluciones, con la finalidad de detener el insostenible crecimiento, en el futuro, de los gastos sanitarios. El entonces presidente de la O.M.S. (Mahler) en la Asamblea General había vaticinado *"ciertos índices permiten pensar que las estructuras científicas y técnicas de la sanidad pública se van a derrumbar porque no pueden hacer frente a las necesidades sociales a un precio asequible a la mayoría de las sociedades"*

En ese Consejo Europeo, Maxwell, resumió, hace cincuenta años, en cuatro puntos las causas del aumento del gasto sanitario que todavía siguen vigentes: 1. Mayor utilización de los servicios sanitarios. 2. Envejecimiento de la población. 3. Aumento del gasto sobre todo en personal sanitario. 4. Aumento del número de personas que sobreviven debido al progreso de la medicina pero que necesitan atención médica el resto de su vida. Cincuenta años después, estos motivos del incremento del gasto que lo iban a hacer insostenible siguen vigentes, y en España vírgenes.

Allá por la década de los años 80 del siglo pasado, un informe sobre la sanidad, que había emitido la O.M.S, tenía entre sus conclusiones una que dogmatizaba: *alcanzado cierto nivel de bienestar en la salud de una población, todos los gastos añadidos no mejoran la salud general de esa población*. Fue aireado en los años del crecimiento económico y rápidamente pasó al olvido: no se quería oír. En el año 1991 se procedió a un estudio de la situación asistencial española (Informe Abril Martorel) siendo presidente del gobierno Felipe González, llegando a la conclusión, los 120 diputados que participaron en él, haber alcanzado un cierto agotamiento en el sistema sanitario público. Fue muy criticado e inmediatamente relegado al olvido. Algunas de sus recomendaciones comenzaban a revisarlas y aplicarlas otro gobierno socialista en la primera década del siglo XXI. Veinte años después del informe Abril Martorel y cuarenta después de las alertas de la O.M.S.

El problema de la financiación pública de la asistencia sanitaria es occidental, -incluyendo a los Estados Unidos-. Se sabe, y lo he repetido en algunas publicaciones desde 1970, desde que comenzó a pensarse en España en las futuras consecuencias sociales del "baby boom" occidental. Diferentes formas del aseguramiento de la salud instauradas con similares parámetros e ignorancias han conducido a la misma situación final: las expectativas de quiebra del entramado de seguridad social que agonizará en España entre los años 2015 y 2030. Aumentar masivamente la población en edad laboral, sin ninguna cualificación profesional, en un país con alto nivel de vida ha sido la primera inútil y perjudicial medida. Pan y pobreza para hoy y hambre para mañana.

Políticos y gestores de todas las tendencias contaron, durante el siglo pasado, con la bonanza económica o con el aislamiento monetario que permitía en España devaluaciones monetarias sucesivas cuando la economía se acercaba a la quiebra… y de ésa manera la Seguridad Socia tenía superávit. La evolución social, nuestra unión económica a Europa, limitan la situación del recurso a la devaluación de la moneda junto a una posible quiebra en las prestaciones sociales. Sin posibilidades de generar riqueza a corto plazo, o muy escasas, contrapuestas a la continua percepción de expectativas de crecimiento del gasto ilimitado abocarán a un cambio en la gestión. Puede ser el momento de tomar todas las decisiones que no se han ido tomando en las tres últimas décadas.

En el año 1963 en Bélgica un gobierno mayoritario de izquierdas con un ministro de Salud Publica socialista decidió reformar la Seguridad Social belga dictando leyes que suprimían la libre elección de médico por parte del enfermo, coartaban la independencia `profesional y establecían una reglamentación terapéutica hacia el enfermo (protocolos). La presencia de la política en la sanidad era tan dominante en Bélgica como lo es ahora, cincuenta años después, en España. Los partidos políticos -de cualquier ideología- quieren siempre subordinar el ejercicio de la medicina a su autoridad con la diferencia que existe entre los países socialistas, donde el médico está al servicio del Estado y los países occidentales donde el médico está al servicio del enfermo .Esto desembocó en la famosa huelga general de 1964 que duró 18 días y tuvo como resultado la paralización de la Ley y su sustitución por otra que es la actualmente vigente en Bélgica.

En 1979 el número de médicos en Bélgica se había duplicado y el Gobierno pensó que este aumento de médicos podría facilitarle aprobar su reforma de la Sanidad. Al cabo de 28 días de una nueva huelga tuvo que retirar esta segunda tentativa de implantar un sistema sanitario impersonal. Los belgas ya sabían entonces el gasto que ocasionan los abusos por la sobreutilización de los servicios médicos sustituyendo una medicina cualitativa por una medicina cuantitativa

Lo mismo va a ocurrir con la otra pata del trípode de los valores sociales: la educación. Sigue anclada en España a la cantidad de dinero que se dedica a ella; su mejoría aparece solamente ligada al gasto. Los sindicatos, que viven y son correa de transmisión política, se manifiestan contra los recortes docentes uniendo esos recortes económicos a la calidad; no han evolucionado al cómo y dónde se gasta; ahora prioritarios a las necesidades de cantidad. Confirmado por el descenso espeluznante en el número de escolares que están comenzando su escolarización.

En algún informe periodístico he leído que la crisis económica en los EEUU (en España tardaremos algunos años en darnos cuenta) puede ser una bendición para las escuelas ya que ha obligado a aprender a diferenciar los dudosos beneficios de los incrementos en la cantidad del gasto; de los beneficios de saber el cómo y dónde se canaliza el gasto; detectando que en este nuevo panorama juega un papel predominante el esquema de incentivos que es, debe ser, el que corra paralelo con la calidad del profesorado. Curiosamente, según Eric Hanushek, una de las autoridades mundiales en economía de la educación, los malos profesores tienen un impacto significativamente negativo sobre sus estudiantes y la economía en general, mayor que la cantidad de dinero gastado en la educación

Algo parecido nos va a pasar en la sanidad; seguimos en la cantidad del gasto como único baluarte de la calidad. Seguimos con las mentalidades "izquierdosas" dando por bueno que el gasto total del Estado es lo importante (porque es el lago donde mejor pueden pescar los ineptos y favorece el camino hacia el Estado totalitario) sin preocuparse del endeudamiento; sin valorar cómo y dónde se gasta: que es donde, a su pesar, se va a mover la economía en los próximos años.

Es la evolución la que hace tambalearse otra bandera de la izquierda: lo público frente a lo privado ¿Es público porque lo hacen y dirigen costosísimos departamentos estatales o es público porque se hace con dinero privado convertido, por la vía de los impuestos, en público? Además del progreso que significa este simplificado planteamiento hacia las libertades del individuo, algo que nunca han querido ver las envejecidas izquierdas, ahora emerge con embozo diferente: ¿Qué es más barato? La gestión pública o la privada ¿Cual es la culpa de la burocrática socialización en esta singular controversia?

Parece ser, todos los analistas económicos lo admiten salvo los metidos en la política, que la realidad actual no va a tener las gateras de escape anteriores y va a tocar, durante algunos años, gestionar mejor los recursos públicos, entre ellos la sanidad: modernización y organización administrativa para reducir, o eliminar si fuera posible, el despilfarro y el fraude. Recurrir al envejecimiento de la población, o a su anómalo aumento como chivos expiatorios exclusivos, además de no aportar soluciones al problema tapa la verdadera causa; que ha sido, va a ser, el crecimiento constante de sus partidas económicas muy por encima del crecimiento del PIB. Desde 1986 al año 1996 su incremento fue a una media anual del 15,37% cuando el PIB crecía a una media del 4,8% y la población apenas crecía. En el año 2009 nuestro PIB descendió a cifras negativas y nuestro gasto sanitario subió alrededor del 6%. En los EEUU los datos aireados por sus grandes empresas son asombrosos: General Motors gasta más en seguros médicos que en acero: han calculado que 1.500$ del precio de cada coche son para el seguro médico. La compañía cafetera Starbucks paga una factura de seguros médicos de sus trabajadores mayor que la de compra de su materia prima: el café

Buscar en la comparación con otros países, en su porcentaje de gasto sanitario sobre el PIB, el apoyo para seguir incrementando el gasto en España hasta llegar a sus niveles y, en ese momento, encender la alarma que tienen ellos encendida, es una horrible muestra de incapacidad y sumisión para caminar hacia el futuro. Se están mirando más los intereses personales, o de partido, que los del conjunto de la nación.

En el binomio salud-calidad de vida, generalmente se ignora que los incrementos de impuestos repercuten en la calidad de vida de los que los pagan. No debería ser la repetida eficacia la meta de la salud sino la eficiencia. Eficacia al menor coste de calidad de vida.

Como en toda situación comercial, en la medicina, lo que supone gasto para unos es ingresos para otros, En esa ambivalencia establecida reside el inmovilismo aposentado sobre multitud de consideraciones que tienden a inclinar la balanza entre remuneración y lucro hacia los lucros de los menos en detrimento de los gastos que pagan la mayoría.

Cuando se creó el Servicio Nacional de la Salud inglés a principios del siglo pasado, del que se copió el español, su planificador, Lord Beberigde, supuso que a mayor nivel de salud de la población, menor sería la demanda de asistencia sanitaria. Transcurrido medio siglo se vio que en él, y en todos los sistemas públicos apoyados en esa suposición, las demandas de asistencia sanitaria crecían a medida que mejoraba la salud general. Fueron apareciendo, progresivamente, insospechados factores que la anulaban: el egoísmo focalizado en la gratuidad; la utilización de la incultura médica para orientar interesadas campañas en fomentar peticiones médicas o paramédicas; o la tranquilidad personal desplazando al hospital los más elementales cuidados y responsabilidades.

En la década de los años 50 del siglo pasado, un grupo de médicos en los EEUU, inició otra revolución de la medicina. Pusieron de moda los controles prenatales mensuales, los controles clínicos periódicos de las personas sanas, los exámenes periódicos escolares y toda una serie de sistemas de exploraciones rutinarias a personas consideradas sanas con la finalidad de proporcionar diagnósticos precoces. A los cinco años comenzaron a aparecer resultados desalentadores (Wylie C.; Yankauer) acallados por el poderío de las instituciones sanitarias y por los hábitos creados. Persisten, y se incrementan, esas campañas ampliando progresivamente los campos y tramos de edades que incluyen en la utilización de los servicios asistenciales, favoreciendo el consumo de prestaciones sanitarias. Aisladamente aparecen furtivas valoraciones críticas, independientes, asépticas, de su eficacia.

Según el Consejo Europeo, desde hace 40 años se sabe que las personas de edad no forman un grupo homogéneo, sus necesidades en el campo sanitario son, al menos hasta el periodo inmediato a la jubilación, más o menos idénticas a las de otros grupos de edad. Cuando se detectan evidencias de mayores necesidades sanitarias es a partir de los 75 años. La industrialización del acto médico, su burocrática socialización y la gratuidad de las prestaciones sanitarias, pueden tener un importante papel en el poco útil incremento de esas necesidades a partir de los 50 años de edad.

Entre los cambios de apariencias en la forma de gobernar, que trajo la Revolución francesa (1789), está la diferente consideración de las personas por el Estado: pasaron, en su calificación, desde súbditos a ciudadanos. Con poca intensidad, con el paso de más de doscientos años, algo se ha desarrollado en Europa de cuanto a esa titulación debía acompañar. A España sólo ha llegado el cambio de denominación. Las libertades públicas personales, achacada su limitación a la antigua dictadura habida hace medio siglo, continúan con similares o mayores condicionamientos tras el cambio de régimen político, haciendo de los ciudadanos, súbditos. Salvo a la hora de afiliarse políticamente o de votar. La libertad que falta al individuo lo mantiene como súbdito.

Remarcado en la sanidad, el súbdito, o hace dejación de sus valores humanos o, en España, pierde el derecho a las prestaciones financiadas con sus impuestos. Más de 40 años después de desaparecida la dictadura, continúa sin poder ejercer el derecho a decidir donde ha de acudir a ser atendido por médico de medicina general (limitada últimamente a "los médicos de su asignado ambulatorio"), por urgencia, por ingreso hospitalario, incluso para la obtención de medicamentos. En el año 1993 el Real decreto 1575/1993 admitía la libre elección de médico en los servicios de atención primaria; sus condiciones junto a la no variación de las estructuras encargadas de ponerlo en práctica, hicieron inoperante su uso por los asegurados; con tanto éxito que tres años después el Gobierno elaboró otro Real decreto similar, 8/1996, para facilitar, con los mismos resultados, la libre elección de especialistas y de centros hospitalarios. En ambas ocasiones sin la contrapartida de la libre aceptación por el médico. Teóricamente existe esa libertad unilateral desde hace treinta y seis años; en la práctica, las cortapisas de: área sanitaria, ambulatorio, saturación del médico (decidida por la administración) y un largo etc. siguen dando al gobernante de turno la batuta del sonido en la relación entre pacientes y médicos. Algunos médicos y sindicatos, en el año 2009, alzaron su desaprobación cuando la comunidad de Madrid intentaba reactivar esos derechos individuales con visos de alguna eficiencia. El Estado (la Comunidad Autónoma) sigue dirigiendo el derecho del individuo (reconocido entre los Derechos Humanos) a cuidar de su Salud en el lugar y forma que crea más conveniente, indicándole dónde, quién y cómo va a mejorar su salud. Es posible que obtenga una buena asistencia sanitaria pero en ese acierto, o fallo, no va a poder participar, sino es por la vía tercermundista de alguna recomendación o la airada protesta; posiblemente transformada en inútil si carece de alguna connotación política o sindical. *"Le operará el que le toque"* es un estandarte sanitario del socialismo que se ha oído durante setenta años en nuestros hospitales públicos, y sigue oyéndose en pleno siglo XXI, orgullosamente proclamado por un gran número de sus sanitarios; cuando no se dirigen a personaje de mediana o elevada importancia política. Cruz del súbdito, aceptada como buena tras medio siglo acarreándola... progreso socialmente pendiente hasta que se respete la voluntad del individuo.

No es su participación en las decisiones comunes, que acaparan los sindicatos transportando su interés gremial, sino la decisión del individuo, su libertad, la que se encuentra anulada, o reducida, a la única decisión del voy o no voy.

En el año 1978 cuando se estrenaba cambio de régimen político, daba la impresión de aunarse las circunstancias para implantar los cambios necesarios de libertad, modernidad y economía en la Asistencia Sanitaria pública española. El desaparecido semanario *Tribuna Médica* tuvo a bien publicar mi *"Aportación a la Reforma de la Asistencia Sanitaria"* ocupando tres de sus páginas y una gratificante aceptación entre los colegas. En él proponía la reorganización y reintegración del sistema asistencial sanitario para garantizar su continuidad, sostenibilidad y cumplimiento de su misión asistencial. Después, cincuenta años de olvido, dispersión y parcheo, hasta la llegada de la crisis económica, que trajo renovadas esperanzas de ser la impulsora de la reconversión pendiente. Y ahí estamos.

Cambiar la asistencia no es cambiar por norma universal los horarios asistenciales, ni los números de teléfono, ni los apuntes en las listas de espera, ni los lugares de consulta, ni los destinos de masas de pacientes, ni los permisos de asistencia o de traslado, ni los membretes del papel impreso, ni las apabullantes partidas macroeconómicas, ni los movimientos poblacionales, ni incrementar las campañas de "chequeos" ofertados, ni un largo etc. con el que se quiere cambiar todo lo visible para que no cambie nada en la trastienda. Es dar a pacientes y médicos las herramientas que establezcan las condiciones asistenciales en el más amplio marco de libertad posible, anulando todas las injerencias burocráticas en esa relación con las que, desde la izquierda, con el silencio de la derecha, se quiere valer su falta de eficiencia: piden más tiempo tasado para cada paciente, más medios, menor número de usuarios asignados a cada médico, más gasto… ¿por qué nunca piden más libertad individual de cada médico y paciente?

Se quiera admitir o no la relación médico-paciente camina en España reproduciendo tardíamente lo hecho en los EEUU. Los imitadores no suelen evitar, sino engrandecer los defectos de lo que copian. Nuestras pautas de actuaciones médicas frente al paciente han sido copiadas, y seleccionadas, con la única velada diferencia en muchas circunstancias, que lo allí hecho para engordar las facturas y atraer a la población libre a solicitar esas prestaciones justificando, "científicamente", estudios diagnósticos y tratamientos innecesarios o de nula utilidad, aquí se hace *porque -es lo que se hace en los EEUU-;* alejando interesadamente, la mirada de esos motivos "científicos" que deslizan las propuestas para llegar a similares finalidades económicas o de poder.

Desde hace 40 años sigue vigente la proclamación de la OMS sentenciando que una vez alcanzado un nivel óptimo de prestaciones asistenciales sanitarias sus incrementos no se traducen en incrementos añadidos de salud de la población. Se sabe, pero no se contempla a la hora de hacer programas asistenciales en los que hay más interés en el gasto, su reparto y el poder que puede originar que en el destino final: la salud.

Muchas propuestas macroeconómicas, de cambios gerenciales u organizativos, están más pensadas en los movimientos de masas humanas y económicas que en su último destinatario; y así únicamente llegan a afectar al usuario negativamente. Reconvertir o reconstruir la asistencia sanitaria pública debe hacerse desde los cimientos hacia el tejado no desde el tejado hacia los cimientos.

Con la llegada a la presidencia de los EEUU de Mr. Obama y sus intenciones de reformar y recortar gastos sanitarios, parecía ser, iba a iniciar allí el recorrido de esos caminos financieros cambiando la asistencia basada en el volumen de prestaciones sanitarias por la asistencia responsable y eficiente que frena el crecimiento del gasto y la extendería a esos millones de americanos (3-4% de la población) carentes incluso del Medicaid, sin mermar la eficacia. No lo consiguió. España, es posible que inicie, ahora, lo que debería haber comenzado hace 30 años…porque se está intentando, o se va a hacer, en los EEUU. Quizá haya llegado el momento de exigir, también en España, una mejor relación calidad-precio en vez de una mayor cantidad de actuaciones sin considerar sus costes; que ha sido la pauta durante medio siglo. Gastar lo de los demás no ha solido quitar reputación política sino que la aumenta: sólo gastar lo tuyo es lo que perjudica. Y esa ha sido su guía.

El manejo político de un enorme presupuesto, de miles de empleados y millones de personas con la responsabilidad diluida en la acción política general, tiene mayor atractivo que la satisfacción de trasladar a los ciudadanos la capacidad personal de decisión sobre el destino final de esos recursos revertidos en forma de prestación social.

Las metas a las que debería llegar la reforma de la Asistencia Sanitaria si se quiere estabilidad, modernidad, futuro económico y respeto democrático, deberían ser: mantener la asistencia sanitaria pública y universal permanentemente; integrar los niveles asistenciales y las arbitrarias e interesadas divisiones en compartimentos médicos: los nuevos reinos de Taifas; incentivar al personal conforme a su mérito y capacidad en lugar de por el puesto de trabajo o influencias; liberar la competencia asistencial y de gestión anulando o focalizando las perversiones de los monopolios; hacer de la voluntad del individuo el centro de la asistencia sanitaria: el dinero debe ir donde ha decidido que vaya el paciente y no el paciente a donde ha mandado el Estado el dinero; desmedicalizar la sociedad. Todo esto no es privatizar sino liberar las ataduras políticas.

17.- Los médicos en España

(Aumento de las personas que sobreviven debido al éxito de la medicina)

En Europa, y en los EEUU, los gastos del personal asistencial sanitario suponen alrededor del 60% de los costes asistenciales derivados, fundamentalmente, de una intensiva actividad médica (mayoritariamente en demandas de exploraciones que deberían ser complementarias y se han convertido en guías de actuación)

La Era industrial se consolidó en el siglo pasado bajo unos esquemas de actuación productiva a los que no ha escapado la medicina. Esos esquemas, en la industria, llevan veinte años en revisión y reconversión. La enorme influencia de la industrialización en la planificación de la asistencia sanitaria ha ido convirtiendo la mentalidad de un gran número de médicos en entes empresariales; reacios o negados ahora, a los vientos de reconversión llegados a la industria a caballo en el cambio de siglo con la llegada de la informática y la robótica. Resistencia favorecida por las industrias auxiliares del quehacer médico que se han visto amparadas al ser el médico conjuntamente proveedor de los servicios e inductor de una demanda en la que, además, el pagador es siempre un tercero, público o privado (aseguradora) cuyos gastos configuran los costes finales; casi en su totalidad trasladados, en España, a los presupuestos del Estado.

En los primeros años de implantación de la Seguridad Social, al comienzo de la dictadura, el médico, por interés estatal, gozaba de una independencia laboral que las sucesivas modificaciones de organización asistencial han ido cercenando hasta llegar a la jerarquización de su puesto de trabajo, con una progresiva dependencia política. Sus salarios tienen como únicas referencias el puesto jerárquico de trabajo ocupado y el horario de permanencia teórica en ese puesto. Aclimatación funcionarial, o castrense, que progresivamente decepciona al profesional liberal; máxime cuando ve sus posibilidades de progresión encauzadas por caminos distintos a la dedicación asistencial o a la búsqueda de la eficiencia. La eficacia oficial se la dan programada. La calculada, condicionada, e interesada despersonalización del médico en su relación con el enfermo le aboca al "burnt-out" en pocos años; o, instalado en altos cargos, busca en el puesto oficial, exclusivamente, rentabilizar por vías colaterales el emblema jerárquico.

El ascenso jerárquico condiciona la escalada en todas las circunstancias relacionadas con la asistencia sanitaria. Conseguirlo ha propiciado, junto a la búsqueda de terrenos a dirigir, la multiplicación de especialidades, subespecialidades, unidades de…con expectativas de conversión en servicio de… que inducen la ampliación del número de profesionales en cada una de las especialidades, o la creación de nuevas especialidades, o funciones específicas, sin otro control de eficiencia que las afirmaciones de los interesados en su crecimiento. Se justifican con la sola mención de "la mejoría asistencial" que el Estado debe subvencionar por acuerdo y consejo de sus mentores.

El traslado a la medicina de la antigua máxima industrial -un hombre una función- en la cadena de producción, ha colaborado con la explosión de la bomba en racimo de los reinos de Taifas en la asistencia sanitaria; cuya mecha ha sido la ausencia de límites en el gasto originado. España comparte con Italia el dudoso honor de ser de los países de Europa con mayor número de especialidades reconocidas oficialmente. Sin embargo, ocupamos el puesto 23 en la consideración global de las prestaciones asistenciales. No es la calidad de la asistencia sino la forma de otorgarla lo que nos lleva a tan bajo puesto.

Desde hace decenios existe una comisión europea intentando llegar a un acuerdo sobre cuáles deben ser las especialidades médicas oficiales en Europa. Los países con menor número de especialidades se oponen a ampliarlo porque ven sus consecuencias monetarias con nulo aumento de la eficacia; los que tiene mayor número de especialidades reconocidas se oponen a importunar los poderes alcanzados en sus múltiples jefaturas y servicios.

La grandilocuencia en los vocablos llevó, con el cambio de régimen político, a denominar INSALUD, (Instituto Nacional de la Salud) al departamento estatal que controla y condiciona las prestaciones sanitarias; queriendo significar la meta puesta en la consecución nacional de la salud (meta supuesta por Lord Beberidge a principios del siglo pasado, como he mencionado). No es la enfermedad sino la salud de la población el objetivo de la institución. Demagógico eslogan político que exige para cada ciudadano el derecho a la salud en vez del derecho a la asistencia sanitaria. Pero esa deseable meta no ha sido acompañada de los cambios necesarios para que sus principales actores (médicos y pacientes) valoren más la salud que reciben o dan que sus posibles desviaciones. Durante las últimas décadas se va acentuando la conversión de los médicos en buscadores de enfermedades ocultas, latentes, de dudosa o lejana cuando no incierta aparición, ajenas al motivo de la consulta médica; dando la impresión de estar más atentos al marketing empresarial o a la creación de grupos de personas con algo que controlar, futuros posibles pacientes, prematura e improductivamente hechos crónicos por la preocupación y controles a los que son sometidos, que a la calificación de sano o recuperado *ad integrun.* La salud liberada de la dependencia médica hasta una nueva dolencia.

A la par, el número de personas que sobreviven tras una enfermedad o accidente con alguna tara que requerirá cuidados médicos muy prolongados o durante el resto de su vida se va incrementando gracias al "éxito" incompleto de la medicina. El triunfo definitivo, la meta del médico, debe colocarse en el aumento de la población sana y desmedicalizada, sin cordón umbilical con un médico o institución sanitaria, no en el número de personas sometidas a controles médicos durante lustros.

El papel jugado por los profesionales de la medicina en sus costes es doble: por un lado tienen la capacidad de condicionar la creación de nuevos puestos de trabajo fomentando la demanda de asistencia, y por otro tienen la llave del gasto en cuidados, pruebas complementarias y farmacia que incrementan, por encima del 20%, el desfase, casi del 60%, de los costes asistenciales en personal. El monopolio estatal de la sanidad no es el problema de la asistencia sanitaria española. El problema reside en la unificación jerárquica, en la socialización de todo lo que rodea a médicos, pacientes y gerencias; caldo de cultivo de estas desviaciones.

El médico accede a la sanidad pública a través de unas oposiciones en las que el fraude y la corrupción son, en España, el ambiente dominante desde su instauración hace casi un siglo; incrementado y agravado con la dispersión en las autonomías que han aportado, únicamente, el descaro del caciquismo. Los puestos de jefe de servicio y de sección se consideran, desde la dictadura, cargos de libre designación cuyo nepotismo no ha disminuido sino incrementado, y extendido, a niveles inferiores. El sueldo fijo e igual en cada grupo jerárquico de trabajo, la asignación obligatoria de volúmenes de personas a asistir (suministro estatal de la materia prima), junto a la despersonalización de la asistencia, hacen buenos, cara al público, los resultados dudosos de las oposiciones; pero no logran, salvo en contados lugares, y por casualidad, la coordinación médica; ese flujo de convivencia humana que es preciso en cualquier forma de trabajo y fundamental en la asistencia sanitaria directa a los pacientes. Lograr eficacia en base al gasto, a dar palos en ocasiones de ciego, hasta que se acierta en la cucaña, mantiene el éxito y la aceptabilidad de la sanidad pública.

El médico "sin cargo de jefe de algo", desvinculado informativa, económica y funcionalmente, sin ninguna relación de su salario con su dedicación asistencial o a la marcha de la empresa *tira con pólvora del rey,* siéndole más provechoso, social, económica y profesionalmente, gastar pólvora que economizarla.

La mayor preocupación laboral, en un número considerable de ellos, no es el paciente, ni el dispendio, sino la sintonía con la gerencia y los posibles avales políticos. Es sorprendente y sintomático que unos profesionales conceptualmente liberales, que precisan de la libertad en todo lo concerniente a su ejercicio profesional, sean mayoritariamente simpatizantes de los partidos más preocupados por su endogamia. La coordinación entre las gerencias de los diferentes centros, inherente al monopolio, favorece los controles de progresión profesional, la toma de decisiones favorables o de represalias locales, autonómicas, incluso nacionales, si se altera significativamente la empatía con una gerencia.

Todas las políticas, *los objetivos,* de racionalización del gasto sanitario, han sido directa o indirectamente incentivadoras de él, contando como avalistas con sabios conocedores -sólo de soslayo-, del quehacer diario en las relaciones médico-paciente, a los que la ignorancia puede eximir de la sospecha de prevaricación. ¿Es ineptitud o deliberada actuación? haber dejado abiertas, durante decenios, todas las puertas de incentivación del consumo superfluo.

La Medicina, desde sus albores, ha contado con la libertad del médico para su eficacia y progreso; dirigirla, unificarla, protocolizarla desde el Estado o desde sus tentáculos, nos está retrotrayendo a los tiempos de Galeno cuyo éxito paralizó (protocolizó) la atención a los pacientes y el progreso médico durante veinte siglos.

En la comparecencia de quien fue Presidente del Gobierno Sr. Rodríguez Zapatero ante la reunión de presidentes de Comunidades Autónomas en el mes de diciembre del año 2009 contó otro cuento y pidió: Eficiencia, Austeridad y Transparencia como directrices para la superación de la crisis económica que el despilfarro, fundamentalmente de su Gobierno, de los gobiernos autonómicos y de los ayuntamientos, han creado. Debemos convenir que austeridad y transparencia son condiciones necesarias, inherentes, a la consecución de la eficiencia. Su separación era ignorancia o un mal presagio del deseo de realización. En la sanidad pública, si se buscara la eficiencia con rigor, basada en la austeridad y en la transparencia, supondría la transformación de la asistencia sanitaria hacia su perdurabilidad. Fue otro cuento.

Cambios necesarios para la eficiencia, en la adecuación de los pacientes a un nuevo estatus de ciudadano en sus relaciones sociales, precisan su coordinación con cambios eficientes en la otra pierna de la asistencia pública, los médicos, que facilite la armónica marcha.

El médico tiene que recuperar su libertad dentro de los límites del centro donde trabaja, desde el comienzo de su relación con el paciente, aceptando atenderle y responsabilizándose de sus cuidados. ¿Porqué se establece "desde arriba" el tiempo de duración de cada consulta o el número de visitas que deben citarse cada día a cada médico, o los horarios de trabajo, o el material que debe existir en cada consultorio o la actuación médica que puede hacer y la que no puede hacer cada médico en una consulta ambulatoria o en un hospital?

Dejar sin compensación económica las diferencias numéricas que puede provocar la libre elección de médico y centro hospitalario y éstas sin el contrapeso del incentivo por el ahorro sanitario que pueda producir, es favorecer el continuismo en la consecución de la eficacia incrementando el gasto. Los médicos, los centros hospitalarios, no van a competir en eficiencia sino en quien da más: más volumen de pruebas complementarias, más aparatos a utilizar en cada paciente, más complacencia ante infundadas demandas, como base del proselitismo. No en la búsqueda del ahorro sin disminuir la eficacia.

Pasar de la eficacia conseguida y utilizada durante decenios a la eficiencia supone un importante cambio, reconversión, en la mentalidad del médico y fundamentalmente en la mentalidad de las gerencias, dependencias y decisiones políticas.

Sin la implicación del médico, exclusivamente del médico, en esa finalidad, jamás se conseguirá una mejor redistribución de los recursos. Todas las iniciativas ensayadas sin él han conducido a un desbordamiento, esperado pero no contemplado, del presupuesto. Todos los esfuerzos de las gerencias están, ahora, en buscar una mayor motivación del médico en la gestión huyendo de contemplar algún beneficio personal del médico por esa implicación. No es incentivar cambios de dirección del gasto, "objetivos", sino del ahorro. El mérito y la capacidad de cada médico, de cada servicio, centro asistencial u hospital en la consecución del descenso de sus gastos totales en: personal, material, dependencias y farmacia, manteniendo las mismas cotas de eficacia. No para favorecer el descenso del presupuesto anual sino para acomodarlo a las posibilidades del país, a los incrementos del PIB u otro parámetro de referencia que se quiera adoptar. No hay que disminuir la tarta a repartir, sino ser conscientes del tamaño que puede tener la tarta y repartirla sabiendo que no se van a poder añadir suplementos al final de cada presupuesto como se vino haciendo en el siglo pasado y se sigue haciendo hasta ahora. El médico ha de recuperar el supremo valor de su mente en la toma de decisiones eficaces frente al enfermo como individuo, no como integrante de colectivos sometidos a procesos universalmente protocolizados. Y esa responsable actitud debe ser valorada.

El médico, como cualquier ser humano, tiene inclinaciones a obtener el mayor beneficio posible con el menor esfuerzo, incluso con el uso del esfuerzo ajeno. Personalizar la asistencia sanitaria conlleva la personalización de responsabilidades y méritos. Si se consideran suficiente premio y estímulo los halagos o las menciones honoríficas se estará favoreciendo el amiguismo, las valoraciones políticas, la persistencia y ampliación de los circuitos subterráneos. Consecuentemente el pasotismo ante la eficiencia.

Treinta años intentando hacer girar mini-especialidades asistenciales o instrumentales, en torno a las demandas directas de "los generalistas" han colaborado eficazmente en la elevación de gastos y de las listas de espera. Equivocadamente, se denomina labor de equipo cuando es precisamente la falta de esa asistencia integrada la que pone de manifiesto las listas de espera y la conversión de los servicios de urgencias en consultorios de medicina general. Integrar la asistencia requiere la previa integración de todos los médicos que la facilitan. No es ir el paciente peregrinando de consulta en consulta, de departamento en departamento de pruebas complementarias, mes tras mes, con volantes de inter-consulta expedidos por su médico de familia, o por el servicio de urgencias o por algún especialista, "a ver donde le toca", sino la atención del paciente en continuidad, con preferencia en un mismo centro, .no porque le hayan asignado allí, sino porque lo ha elegido y lo han aceptado. Facilitando, integrando a la par, el control final de los costes originados en el proceso.

18.- Los Usuarios de la sanidad en España
(Súbditos en vez de ciudadanos)

La actual gratuidad total y universal de la asistencia sanitaria en España (tímidas modificaciones se están comenzando a introducir en los comienzos del siglo XXI, acotadas a las prescripciones farmacéuticas) es motivo de deformación de las prestaciones asistenciales, de penalización de los menos pudientes, a la par que aliciente de utilización; con mayores probabilidades, en los pensionistas. Un considerable grupo de ellos ven en la solicitud de prestaciones sanitarias un camino de resarcimiento económico, o moral, de sus menguadas pensiones.

Muchas prestaciones públicas sanitarias de capital importancia para la salud: vivienda, agua potable, vertidos, enterramientos, no han encontrado otro medio, desde cualquier ideología en la gobernación durante cien años, para evitar su mala utilización, que el aporte económico en la utilización de ellas. Diferenciar la prestación asistencial sanitaria de esos aspectos no invalida la necesaria intención de concienciación del usuario en el gasto que origina, estableciendo métodos que compensen, de alguna forma, el gravamen a los menos pudientes, incluso llegando a serles rentable su preocupación por el coste-beneficio del uso que hacen de la sanidad. Algo que propuso la C.E.E. hace sesenta años. Se escuchó en Europa pero la política española lo desterró.

La estructura de la asistencia sanitaria en España, desde hace setenta años es prácticamente de monopolio estatal; socializado en medios y progresivamente en personas. Mantiene de forma testimonial una condescendencia con la asistencia privada centrada en compañías aseguradoras. Éstas, en vez de competir con el sistema público intentan mantenerse como complementarias (en España, el Estado alienta la doble afiliación) evitando así no llegar a lo que el plan Obama intentó plasmar en sus fracasadas directrices: la prohibición a las aseguradoras a negarse a extender una póliza a personas que sufren algunos tipos de enfermedad o a cobrar más según la edad o el historial médico. Esa reforma del seguro privado/público intentó, en los EE.UU., intensificar la ya existente libre competencia, en eficacia y costes. La complementariedad establecida en España, discrimina a los menos favorecidos económicamente y anula la competencia médica.

Toda Europa tiene ensayados métodos que compaginan la libertad del usuario con intentos de limitar el uso de las prestaciones. En España: el vertiginoso aumento del gasto existente, previsiblemente mayor en los quince años próximos, junto a las detectadas desviaciones fraudulentas, de las que solo se visualiza la punta de un gran iceberg, y las carencias en incentivos para la contención del gasto, obligarán a configurar una nueva vía que intente mantener la sanidad pública dentro de unos costes socialmente aceptables; evitando los brotes distorsionadores de la eficiencia que han aparecido en los países europeos, y las normas (leyes y objetivos) más atentas al control político que a la eficiencia.

Favorecer la libertad y la responsabilidad del individuo es hacer efectiva la libre elección: en primer lugar entre público o privado y después de médico de familia, de centro hospitalario y de especialistas o de equipos en ese centro. Dirigiendo el Estado, o la Comunidad Autónoma, los recursos económicos al centro asistencial donde el paciente ha solicitado la responsabilidad de toda su asistencia sanitaria sin más limitaciones que la saturación de personas en el centro elegido y el tiempo de validez de su permanencia en esa elección. El dinero debe seguir al asegurado y no a la inversa; mandar al paciente donde ha puesto el dinero el Estado como se está haciendo. Delegando en la madurez intelectual y social del ciudadano los inconvenientes de distancia, horarios, transporte, o idoneidad del personal facultativo. Argumentos con los que actualmente se está cercenando su libertad.

Los países europeos que han establecido alguna forma de aportación en el uso de las prestaciones sanitarias calculan una reducción igual o superior al 15% en la frecuentación al médico. Corroborada por la escasa preocupación existente en ellos por las listas de espera. Un descenso del 15% en la frecuentación a los centros asistenciales evitando aquí la repercusión que pueda tener sobre el gasto farmacéutico, sobre el gasto en exploraciones complementarias y sobre el personal sanitario y burocrático a más largo plazo, hubiera liberado 8.724 millones de euros en el año 2007 a los que habría que sumar las cantidades retornadas debido a las aportaciones en cada acto de asistencia médica. Según los últimos datos oficiales el gasto total en asistencia sanitaria durante el año 2017 estuvo muy próximo a los 73.000 millones de euros y el de farmacia pasó por encima de los 16.000 millones de euros. Un ahorro del 15% sobre esa cifra total de gasto, solo en asistencia, hubiera reservado cantidades alrededor de los 11.000 millones de euros (un posible alivio en la cuenta de las pensiones)

La singular concurrencia de posibilidades de derivación de los costes asistenciales sanitarios da también aforo a multitud de aspectos tangentes atrayendo, durante la última mitad del siglo pasado, una serie de colectivos que la han parasitado aportándole escasos o nulos beneficios, pero incrementando, considerablemente, sus gastos finales. Todo el mundo intenta meter la cuchara en la sospechada inagotable tarta sanitaria. Entre ellos ha destacado, por su volumen económico y el gasto que provoca, la medicina defensiva, a la que no son ajenos los protocolos de actuación y las demandas judiciales. Las compañías de seguros pagan hasta 20 veces más la indemnización por una negligencia médica que por una negligencia de un conductor de autobús, de ferrocarril, de aviación o del Estado ¿Por qué? ¿Tiene alguna consideración en este proceder amparado por las leyes judiciales, la capacidad de incrementar las pólizas de seguros médicos que, al final, en España, acabarán pagando directa o indirectamente, los recursos sanitarios públicos?

19.-**Medidas equivocadas**

Hace bastantes años, el Estado delegó los gastos en formación continuada del médico en la industria farmacéutica. Ésta se aplicó con denodado interés transformándolos, en pocos años, en el más importante brazal de su promoción industrial: selectivamente, los cursos, reuniones, mesas redondas, se realizan, exclusivamente, sobre sus productos, con temas que puedan favorecer su promoción. A ellos serán invitados los profesionales que escalen, puedan llegar a alcanzar, o a condicionar, altas cotas en el ranking de ventas. Se multiplican, hasta la saciedad, temas únicos sin permitir derivaciones a otros aspectos sanitarios no relacionadas con el producto en cuestión. La valoración de los resultados coste-eficacia en esas puestas al día de los profesionales nunca será creíble consultando exclusivamente a los médicos. Esos dispendios, presumiblemente, acaban reflejados en los gastos sanitarios del Estado.

Las revistas de información científicas corren un proceso paralelo. Los desembolsos de publicación corren a cargo de los anunciantes farmacéuticos, quienes influyen en los nombramientos de los comités de redacción; por lo tanto, en el filtrado de los artículos publicados. Los fraudes al amparo de la situación profesional de los autores, que periódicamente airea la prensa, serían menos frecuentes con una separación entre esos estamentos o con una supervisión independiente, interesada económicamente en su evitación

.

Enfocar la política científica, como ha afirmado Carlos Martínez Alonso desde su cargo político en el año 2009, hacia la creación de empleo en vez de hacia la creación de ciencia es el paradigma del fracaso de nuestras flamantes políticas de I+D, de la cortedad intelectual de los actuales gobernantes y del futuro que espera a la ciencia española. Mucho caldo y poca sustancia.

En Medicina, la investigación básica es incompatible con una continuada asistencia a pacientes; no los beneficia ni beneficia al investigador. Los Premios Nobel de Medicina, en España después de Ramón y Cajal ninguno más (el médico español Severo Ochoa obtuvo el premio Nobel trabajando en los EEUU) son acaparados por médicos que no llegaron, o dejaron la asistencia a pacientes para dedicarse a la investigación, o son investigadores de otras ramas: veterinaria, biología, bioquímica, física, química que nunca tuvieron relación con pacientes. Investigar requiere la focalización de la atención y conocimientos; como decía G. Marañón: *verter todos los conocimientos hacia una meta.* Esa obsesionada concentración impide la amplia visión humana que necesita el médico ante el enfermo. Una acertada sentencia popular dice: el que sólo tiene un martillo todo lo que ve le parecen clavos. Los vasos comunicantes entre investigación y verificación de lo investigado en el campo de los pacientes deben tener supervisiones ajenas al departamento investigador y al servicio que verifica lo investigado, sin capacidad de veto, pero que dé la justa información de lo que ha pasado por ellos.

20.- **Medicina y ciencia**

Durante decenas de siglos persiguió la Medicina ser considerada ciencia: científica. Solamente en los últimos lustros lo va consiguiendo. Cuando comenzó a sustituir el empirismo en sus dogmas por la comprobación de las respuestas a las causas y los por qué de los sucesos patológicos empezaron a introducirse en el concepto científico. Las intromisiones fraudulentas, conscientes o inconscientes, que desvirtúan esas comprobaciones ondulan la evolución de la Medicina hacia la ciencia.

El médico llega a ser científico en la medida que acompasa su actuación con esa evolución; así, siendo llamado médico, ha ido pasando por ser: curandero, mago, brujo, charlatán, barbero, o cirujano, hasta llegar a ser médico: cuando comenzó a considerarse que sus conocimientos podían tener una correlación científica que soportaba su práctica médica.

La práctica, al contrario que el conocimiento, es limitada, condicionada por las posibilidades materiales de su ejecución; de ahí que el calificativo de "científico" se aplica al conocimiento y no a la práctica basada en esos conocimientos. El cirujano -llegado a la Medicina desde la práctica, -"quiro-práctico"- solamente se hace científico, y por lo tanto se hace médico, en la medida de los conocimientos teórico-científicos, del proceso en el que está interviniendo. Si su labor persiste en el limitado conocimiento de las técnicas que está utilizando, ahora protocolizadas e impuestas por las estadísticas, alcanzará mayor o menor consideración artística en su labor pero no podrá ser considerado científico.

La abundancia económica en los decenios finales del siglo XX, atrajo a la medicina multitud de pescadores de beneficios; y extendió el cáncer de la protocolización, alejándola del sendero de la ciencia que precisa de la libertad con la misma fuerza que la vida precisa de la corriente sanguínea. Ha estado perviviendo y universalizando el soterrado proceder que nos hizo practicar neumotórax o resecciones costales extensas para tratar la T.B.C; o ampliadas gastrectomías tipos Bilrroth I ó II; o vagotomías y piloroplastias para tratar la úlcera gástrica durante casi un siglo; porque eran el protocolo de actuación impuesto por las estadísticas, frente a esos procesos…Y carecían de toda base científica cierta.

Reforzado por la seguridad jurídica y la tranquilidad laboral, que nada tienen que ver con la ciencia, el protocolo va ampliando sus campos de actuación y establece, además de los protocolos de actuación diagnóstica, los esquemas de actuación terapéutica. Introduciendo en las pautas protocolizadas farragosas normas en las que además del medicamento base de la pauta se incluye: un antiemético porque un porcentaje más o menos considerable de los pacientes sometidos a ese medicamento, (que puede ser entre el 10-20%, tienen nauseas durante su perfusión o toma oral); un antihistamínico porque el 10-15% de los pacientes pueden tener reacción alérgica; un corticoide como complemento del antihistamínico; un antiácido (actualmente un inhibidor de la bomba de protones) por las molestias gástricas que pueda originar el producto y los productos añadidos; un calmante por la posibilidad de despertar dolor o cefaleas (que se pueden presentar en el 10-15% de los pacientes) y algún que otro producto más que he ido viendo en las pautas hospitalarias, ufanamente estipuladas como "el protocolo".

Pocos médicos, recurren ya al proceso mental, científico, frente a los síntomas del paciente. No devana su inteligencia en ir excluyendo posibilidades diagnósticas en el paciente concreto; en un diagnóstico diferencial que expurgue los síntomas y establezca las actuaciones, o las exploraciones complementarias que deben realizarse de forma excluyente. Establecerá su tranquilidad mental, desde el primer contacto con el paciente, recurriendo al protocolo, donde irán pasando todas las exploraciones posibles, consecutivas, a realizar al completo. Descubrirá alteraciones, correlacionables o no con el motivo de su consulta, agrandando el protocolo terapéutico con cada una de ellas.

No entran a valorar, porque no está en el protocolo, la iatrogenia originada en esas actuaciones complementarias de escasa o nula utilidad en el proceso diagnóstico del paciente concreto, o en la medicación "de tranquilidad profesional" que se añade en los tratamientos evitando un rechazo o una complicación (tratable cuando se manifieste) en ese reducido número de pacientes; perjudicando al restante mayor porcentaje de esos pacientes en los que no van a aparecer. Si aparecieran en la mayoría de los pacientes, y en todos o en la mayoría de ellos como presupone el protocolo, lo más ético sería la retirada del producto terapéutico o de la actuación diagnóstica.

Nadie valora el enorme gasto económico que se origina durante esos procederes innecesarios: porque esa valoración es eminentemente médica, destilación del discurrir científico, del conocimiento de la fisiopatología que genera y debate un diagnóstico diferencial. Toda actuación médica está siendo reducida al protocolo pertinente. Favorecida por la justicia – que nunca ha entendido de ciencia – dando por justo la realización según el protocolo; y por posiblemente injusto o incompleto el proceder científico.

El progreso de la Medicina como ciencia creó, y lo ratificó el Estado a mediados del siglo XX, las especialidades médicas; con la finalidad de facilitar el acceso intelectual a su conocimiento; aunando el conocimiento con la práctica. Meta traumatizada con expectativas de extinción, al serle drenado el proceder científico y colocando en su lugar las prótesis de los protocolos.

La Medicina ha estado, y está, plagada de dogmas, muchas veces basados en equívocos procedimientos científicos; o en la fortuna social de algunos profesionales creadores de dogmas basados en sus observaciones empíricas; o en los intereses políticos y económicos de reducidos grupos, que le han conducido a actuaciones nulas, innecesarias o perjudiciales durante decenios. Sólo la libertad intelectual del médico, alejado de los protocolos en boga y de sus interesados defensores, dudando de lo existente, observando, investigando y comprobando las teorías etiológicas, o los resultados terapéuticos, van permitiendo rechazar la mayoría de esos dogmas aproximando la medicina a la ciencia.

En la encrucijada actual de la Medicina creada por su efecto colateral incontrolado hasta llegar a ser maligno, está la diáspora de sus especializaciones; que amenaza la supervivencia del médico como defensor del cuerpo humano en su conjunto añadiendo, ahora, una nueva derivación en el camino hacia el médico deshumanizado: el protocolizado

21.- Explosión demográfica

Todos los planetas que vamos conociendo están deshabitados, o las condiciones estructurales y ambientales que de ellos conocemos los hacen francamente inhabitables: Marte está helado y Celsius tiene una temperatura de unos 450° C. Poco atrayentes ambos. De momento sólo en la Tierra hay vida, y parece ser debida a esa fina capa atmosférica que nos mantiene semi-aislados a través de los siglos; permitiendo variaciones climáticas extremas pero soportables, desde las glaciaciones a los desiertos, pero siempre dentro de unos límites compatibles con la vida desde que apareció sobre la Tierra.

Pasaron los siglos sin otra preocupación por esa atmósfera que nos protege que la de su conocimiento; hasta que llegó el siglo XVIII y comenzaron las inquietudes por el excesivo número de habitantes humanos que iniciaban su existencia en éste mundo.

Con la llegada de la máquina de vapor comenzaron los transportes rápidos, el correo, el comercio… y la industrialización, que incrementó en sus primeras décadas los crecimientos poblacionales y la multiplicación de los cultivos; dejando como pesimistas los planteamientos de Malthus.

Ahora no estamos pensando en la reconsideración de esos planteamientos sino en algo más difícil de conseguir que es como la naturaleza absorberá esas enormes cantidades de CO2 que producimos a un ritmo igual o superior al que se está eliminando. Esto es debido, (fundamentalmente dicen) a las emisiones industriales y a la explosión demográfica (consecuencia la primera de la segunda). ¿Cómo descender su ritmo de producción hasta cifras similares a las del siglo XIX?

Las predicciones que Malthus hizo en 1798 postulando que la capacidad de la Tierra de producir alimentos crecía a un ritmo más lento que la de la población, no se han cumplido… hasta ahora. Tres acontecimientos: emigración, revolución agrícola y el desarrollo industrial han invernado durante dos siglos las predicciones de Malthus. ¿Se equivocó en el hecho, o se equivoco solamente en el límite cuantitativo que ponía para que se cumplieran? La inteligencia del ser humano ha conseguido paliar esa situación que predecía, alargando su posible llegada. Y ahora, más de dos siglos después, volvemos a recordarlo. En Mayo del año 2008: en *Malthus, población y agua* sugería que si no había sido la disposición de alimentos energéticos, podría ser las disponibilidad de agua potable (alimento principal) quien le diera la razón; a juzgar por las agoreras referencias que daban los medios de comunicación.

Aparte de las dificultades técnicas y las consecuencias económicas, no sabemos las consecuencias biológicas sobre los seres vivos que acarrearía la toma permanente, y única, de agua desalinizada, o su uso continuo en la agricultura, que es la sugerencia tranquilizadora de los actuales optimistas.

Se han superado, en el año 2.000, los 6.000 millones de habitantes en la Tierra, siendo 4.000 millones el posible límite de su capacidad para alimentar a los seres humanos según Malthus. Las posibilidades alimenticias han crecido en los países desarrollados más que la velocidad del crecimiento de la población. No así en los subdesarrollados, donde crece más deprisa la población que las posibilidades de adquirir alimentos, extendiéndose allí la población hambrienta.

Los cambios en las formas de los cultivos; el aumento de tierras dedicadas a ellos desforestando grades extensiones, y su expansión transnacional durante el siglo XIX, aumentó enormemente las disponibilidades alimenticias durante el siglo siguiente. Llegando a su límite, la ciencia dio con la bioingeniería un recurso inesperado a la agricultura en la última mitad del siglo XX; pero sigue habiendo hambruna porque hay más población que hace dos siglos y no han crecido a la misma velocidad los recursos económicos de las zonas de hambruna para poder comprar esos alimentos disponibles. La hambruna ha descendido o se ha desplazado de territorios, o se ha concentrado en algunos territorios. Solo la inmigración compensa una pequeña parte de ella. Ese crecimiento de alimentos está siendo, fundamentalmente, a base del progreso en la biotecnología desarrollada a partir de la identificación en 1953 del ADN por Watson y Crick (premios Nobel en el año 1962) cuyas manipulaciones han permitido variar los cultivos haciéndolos más productivos, además de evitar la invasión de algunas plagas; trayendo a la par, las expectativas de posibles influencias en el comportamiento biológico de los consumidores: por ej. La alimentación de los cerdos con productos biológicos incrementa la producción de úlceras gástricas en ellos; o la inyección de la hormona del crecimiento a las vacas aumenta su producción de leche pero se evita darla a la infancia por sus consecuencias; No son los mismo pollos los que se consumen tras unos meses corriendo por el corral que los consumidos de una granja que los comercializa al mes de nacimiento alimentados con piensos biotecnológicos y sin haber aprendido a correr; o el diseñar íntegramente, alimentos de laboratorio, cuya proliferación se produce paralelamente a la desaparición de los bosques, de los hábitats naturales de muchas especies, llevando a la Humanidad a una dependencia progresivamente mayor de esos alimentos de laboratorio; creando la sospecha de un futuro ser humano diferente; distinto biológicamente

(biológicamente manipulado) al ser humano que por evolución natural conocemos en la actualidad.

Sin otro remedio que otra catástrofe de magnitud universal caminamos hacia los 10.000-12.000 millones de personas en el Planeta a finales del siglo XXI. Puede ocurrir que el progreso biotecnológico cree alimentos suficientes… ¿Y su distribución?

Miles de millones de personas que consumen la energía que obtienen de la tierra talando árboles, rotulando tierras para hacerlas cultivables o dedicarlas al pastoreo, pescando, cazando, contaminando los ríos, utilizando coches, usando trenes, autobuses…emiten CO_2, en su vivir en este mundo…Tanto más cuanto más desarrollado es su vivir.

Los políticos planificadores y controladores de la sociedad, en los países desarrollados pasaron el último siglo alentando, con muchas palabras y pocas compensaciones, la procreación como fuente de riqueza. Consiguieron un memorable éxito… en todos los países donde llegó su voz, que no eran chinos, africanos o sudamericanos. Supusieron que el desarrollo económico que aportaría el crecimiento poblacional traería consigo un incremento de recursos que los alimentaría…y se subieron al carro. Una vez más, la observación natural ha sido más certera que las percepciones "científicas". Las familias más pobres y sin trabajo o con trabajos de mucho *descanso*, las menos productivas, eran más prolíficas que las que tenían que trabajar esforzadamente; condición ligada al progreso que venía. Cuando llegó el desarrollo, el trabajo más intenso, aumentaron las preocupaciones y la ansiedad: se acabó la procreación y las predicciones demográficas políticas.

Así hemos llegado a crecimientos negativos en todos los países desarrollados, incluso incluyendo las expectativas de un ligero crecimiento que preveía una página del *The Economist* en 1990, y superando por el otro lado, gracias a los países subdesarrollados, el 10% de crecimiento de la población mundial previsto en la misma publicación para el final del siglo XX. Han conseguido, laureados próceres de la sociedad, crear masas inmensas de población en lugares no apropiados, con escasa posibilidades alimenticias, con grandes seguridades futuras de contaminar el planeta. .A la par, con descensos poblacionales previsiblemente muy alarmantes (siguiendo la estructura mental de la sociedad actual) en los lugares que podrían haber sido más apropiados esos crecimientos poblacionales. La solución ocurrente, en alguno de ellos, destilada desde la preocupación social colegiada, es la importación; favorecer la inmigración sin valorar las consecuencias. La única ventaja de ese proceder *"pan para hoy y hambre para mañana":* es que al cabo de una generación esos inmigrantes, habrán aprendido, y aceptado, "el desarrollo", los procedimientos de la anticoncepción y sus circunstancias, que obligan silenciosamente en estos países desarrollados a acogerlos. Estaremos igual que antes pero una o dos generaciones después. Ya no serán los mismos gobernantes los que tendrán que afrontarlo, y es lo único que les importa.

A comienzos del siglo XX vivían en España 18,6 millones de personas que pasaron a ser 46 millones a comienzos del siglo XXI. En nuestro litoral Este viven actualmente el mismo número de personas que vivían en toda España al comienzo del siglo XX ¿Es una solución a esa situación llevar el agua desde el centro al litoral aumentando los problemas demográficos e hidrológicos en toda la nación y desertizando el centro al mismo tiempo?

La sabia naturaleza, en su autodefensa, ha introducido el cambio, sin huelgas ni leyes escritas, en todos los países desarrollados. Desde 1970 a 1998, en España, el número de nacimientos se ha reducido progresivamente llegando a estar desde el año 2010 por debajo del número de nacidos en el año 2003, donde comenzó a no renovarse la población; lo que quiere decir que la población española primero envejecerá y después, inevitablemente, disminuirá. Si alguien considera beneficioso acoger, otra vez masivamente, a la inmigración, como se hizo en un periodo anterior de gobierno socialista (Sr.Caldera) y vuelven a hacerlo ahora. La población española tras unos años de tener una gran cantidad de gente jubilada y envejecida descenderá con la misma velocidad que se está haciendo mayor. Si se favorece esa inmigración masiva, sin anteponerles las exigencias del progreso seremos colonizados por gentes de escasa formación y cultura que reducirán nuestro nivel productivo y competitivo cambiando todos los caracteres identificadores de los actuales habitantes españoles: normas sociales, religiosas, raciales y económicas; que revertirán la situación actual de progreso. ¿No es ésta la tierra de cultivo sobre la que pretenden sembrar las semillas de la revolución del año 1917?

Desde el Renacimiento el mundo progresa hacia el ser humano como centro de la Creación. Es el que debe inducirnos a organizar y mediatizar esa invasión poblacional, al mismo tiempo que acomodamos nuestra densidad demográfica a las posibilidades de continuar estando en la cabeza del progreso. Japón lo entendió así hace algunas décadas, China lo está imitando. Alemania contrata emigrantes cualificados ¿Dónde están buscando en España nuestro futuro?

Las medidas que tienden a la conservación de la naturaleza: control de emisiones perjudiciales, limpieza de los ríos, depuración de aguas, reciclaje de productos, reforestación, se ponen en marcha en países desarrollados donde su principal causa ha sido (fue) el aumento demográfico desmedido y la consiguiente industrialización masiva que ha permitido a esa población tener alto nivel de bienestar y alimentos; curiosamente obteniendo el premio natural del descenso demográfico. De esta forma aun teniendo un valor positivo, esas medidas medioambientales sería más lógica y útil su puesta en marcha en los países en vías de desarrollo que siguen los mismos desastrosos pasos que hemos seguido los actuales países desarrollados, antes que el desarrollo industrial ejerza su labor limitadora, compensadora, del crecimiento poblacional.

Esas medidas de alerta e intervención que toman: Amigos de la Tierra, Greenpeace, World Recurces Institute y un largo etcétera de grupos en los países desarrollados, después de la catástrofe, bien acogidas como colaboradoras con la acción reductora demográfica que impone el desarrollo, posiblemente serían más eficaces en el mundo en vías de desarrollo; o en los países todavía subdesarrollados donde el desmesurado crecimiento poblacional, su consumo de vida, está provocando y provocarán en las próximas décadas mayor desastre pasajero que el que provoca actualmente en los países desarrollados. No es cuestión de legislar para alimentarlos gratuitamente sino de provocar su desarrollo, el de sus gobiernos, aceleradamente. .No es cuestión de prohibir los spray o los automóviles, sino de que disminuya el número de futuros usuarios de ellos, no por trabas gubernamentales a su uso, sino por falta de usuarios. No es cuestión de limitar el número de hijos, como se ha hecho en China, sino de que sean las circunstancias sociales que trae el progreso las que hagan descender el número de hijos a tener.

Hay que cambiar en los parámetros del progreso la cuantía de la población por la calidad de esa población haciéndola extensiva a la inmigración: Ingenieros, economistas, técnicos, químicos, informáticos, profesionales acordes con el estatus de país desarrollado, que crean o añaden expectativas de competitividad en el valor de su actuación en un mundo globalizado. Japón hace muchos años que lo ha entendido y otros países lo imitan preparándose para entrar en el mundo globalizado y competitivo. Corea del Sur que tiene una población similar a la española (44 millones de habitantes) lo ha aceptado: tiene 1 millón cuatrocientos mil estudiantes en docencias universitarias y ha creado una estructura industrial competitiva que les da cabida; entrando ya con fuerza en los ranking del progreso.

Ahora es imposible formar en España a la población envejecida para jubilarla forzosamente al llegar a adquirir una formación útil. Sería una pérdida de energía y oportunidades, pero hay una gran masa de población formada intelectualmente que se está despreciando al no cambiar las coordenadas impuestas por las estructuras sociales rígidas, anticuadas, que padecemos: la jubilación forzosa, las limitaciones sociales por la edad, los rígidos horarios de trabajo, las condiciones gubernamentales al trabajo, deben liberarse y dar opciones a una utilidad `productiva para esa gran masa de jubilados que se avecina. Es la forma de pasar el bache poblacional y económico que tuvo su origen en el baby-boon e impulsar la libertad personal

Allá por los años 2020-25 cuando la población española comience a descender ostensiblemente; y a tener más necesidad de reequilibrar sus estratos demográficos con la capacidad productiva y competitiva del país, si no aparecen nuevas acciones distorsionantes amparando la inmigración masiva e indiscriminada, es cuando las generaciones venideras comenzarán a comprender por qué siendo menos población se puede asegurar la vida en el planeta, alejarse de la contaminación y seguir en la cabecera del progreso.

Julio 2019

Miguel López-Franco Pérez nació en Erla (Zaragoza) en 1941, estudió la carrera de Medicina en su ciudad natal. Es especialista en Medicina y en Cirugía del aparato digestivo. Fue alumno interno pensionado en el Hospital Clínico de Zaragoza, médico residente en los hospitales de Valdecilla (Santander) y en el Hospital de la Santa Cruz y San Pablo (Barcelona), medico-cirujano en el hospital Miguel Servet de Zaragoza y digestologo en el ambulatorio Inocencio Jiménez de Zaragoza. Fundó la Sociedad Aragonesa de Patología Digestiva y es académico de la Real Academia de Medicina de Zaragoza.

En el año 2006 publicó en Argentina *Desde la trastienda de la Medicina del siglo XX* (LibrosenRed) y ahora en España en 2019 *Cien años de socialización. Recuerdos (Amazon)* donde pasea su memoria por la evolución social española durante el último siglo, fundamentalmente en la educación y en la sanidad.